AF704761

Erretkamps • Kufner • Schmid • Bengel

Therapie-Tools
Depression bei Menschen mit geistiger Behinderung

Online-Material auf psychotherapie.tools

Erretkamps • Kufner • Schmid • Bengel: Therapie-Tools
Depression bei Menschen mit geistiger Behinderung
Mit dem untenstehenden Download-Code erhalten Sie die digitalen Arbeitsmaterialien aus diesem Buch. Hierfür ist eine Registrierung auf psychotherapie.tools notwendig:

1. psychotherapie.tools/online-material öffnen.
2. Gutschein-Code eingeben.
3. Auf »Code einlösen« klicken. Der Code ist einmal gültig.
4. Im Warenkorb auf »Credits einlösen« klicken und Vorgang nach Login abschließen.
5. Arbeitsmaterialien nutzen.

Die Arbeitsmaterialien stehen Ihnen in Ihrem Kundenkonto unter »Meine Materialien« dauerhaft zur Verfügung.
Sie sind für Ihren persönlichen Gebrauch bestimmt.
Als Institution mit mehreren Nutzer:innen wenden Sie sich bitte an vertrieb-psychotherapie.tools@beltz.de.

Download-Code

RS9HE94LJ4

Anna Erretkamps • Katharina Kufner • Susanne Schmid • Jürgen Bengel

Therapie-Tools
Depression bei Menschen mit geistiger Behinderung

Mit Online-Material

BELTZ

Anschrift der Autoren:

Anna Erretkamps, M. Sc.
Universität Freiburg
Institut für Psychologie
Abteilung für Rehabilitationspsychologie und Psychotherapie
Engelbergerstr. 41
79106 Freiburg
E-Mail: anna.erretkamps@gmx.de

Dr. Katharina Kufner
Universität Freiburg
Institut für Psychologie
Abteilung für Rehabilitationspsychologie und Psychotherapie
Engelbergerstr. 41
79106 Freiburg
E-Mail: katharina.kufner@gmail.com

Susanne Schmid, Dipl.-Psych.
Caritasverband Freiburg-Stadt e. V.
Herrenstr. 6
79098 Freiburg
E-Mail: susanne.schmid@caritas-freiburg.de

Prof. Dr. Dr. Jürgen Bengel
Universität Freiburg
Institut für Psychologie
Abteilung für Rehabilitationspsychologie und Psychotherapie
Engelbergerstr. 41
79106 Freiburg
E-Mail: juergen.bengel@psychologie.uni-freiburg.de

MIX
Papier aus verantwortungsvollen Quellen
FSC® C089473

Dieses Buch ist erhältlich als:
ISBN 978-3-621-29175-0 Print
ISBN 978-3-621-29176-7 E-Book (PDF)

2. Auflage 2024

Lektorat: Anne-Marie Grätz
Bildnachweis: Sonja Frank
Herstellung: Uta Euler
Satz: Markus Schmitz, Altenberge
Druck und Bindung: Beltz Bad Langensalza GmbH, Bad Langensalza
Gesamtherstellung: Beltz Bad Langensalza GmbH, Bad Langensalza
Printed in Germany

Weitere Informationen zu unseren Autoren und Titeln finden Sie unter: www.beltz.de

Inhaltsverzeichnis

Vorwort

Menschen mit einer geistigen Behinderung haben eine deutlich höhere Wahrscheinlichkeit eine psychische Störung zu entwickeln als Menschen ohne eine Intelligenzminderung. Dennoch ist die psychotherapeutische Versorgung dieser Patientengruppe sehr ungünstig. Bei einer insgesamt relativen Unterversorgung und langen Wartezeiten in vielen Regionen erfahren Menschen mit einer geistigen Behinderung wie auch einige andere Patientengruppen eine noch schlechtere Versorgung. Wie bei anderen unterversorgten Patientengruppen hängt dies auch mit mangelndem Wissen und fehlender Ausbildung der Psychotherapeuten zusammen. Zudem spielen Vorurteile wie angenommene Nichteignung für Psychotherapie und der höhere Aufwand für die Anfahrt und die Organisation der Therapie, aber auch aufwändige Kontakte mit Angehörigen eine Rolle. Das Versorgungssystem setzt zudem keine (finanziellen) Anreize für Psychotherapeuten. Sicher muss noch viel mehr getan werden, bis wir die psychotherapeutische Versorgung von Menschen mit einer geistigen Behinderung als eine Selbstverständlichkeit betrachten können. Es kommt jedoch Bewegung in die Wissenschaft und die Versorgung. Die Wirksamkeit von Psychotherapie bei psychischen Störungen von Menschen mit einer Intelligenzminderung ist gut belegt. Der Informationsbedarf ist zumindest bei einem Teil der Psychotherapeuten vorhanden.
In den letzten Jahren erfuhr die Psychotherapie bei Menschen mit einer geistigen Behinderung größere Aufmerksamkeit. Im Kontext einer wichtiger werdenden Versorgungsforschung werden Daten zur Versorgungssituation erhoben, es werden Tagungen zum Thema veranstaltet. Die Psychotherapeutenkammern sind aktiv und klären auf bzw. werben darum, diese Patienten in den Blick zu nehmen und angemessen zu versorgen.
Neben diesen wichtigen Aktivitäten, um die ungünstige Versorgung zu verbessern, erscheint es notwendig, auch Handreichungen und Methoden aufzubereiten und anzubieten. Eine Möglichkeit besteht darin, Therapiematerialien zu entwickeln und bereitzustellen, die die Arbeit der Psychotherapeuten erleichtern. Der vorliegende Band stellt eine solche Sammlung von Materialien für die Psychotherapie von Depressionen bei Menschen mit geistiger Behinderung zur Verfügung. Wir möchten damit Psychotherapeuten dazu ermutigen, mit diesen Patienten zu arbeiten.
Unser besonderer Dank gilt dem Beltz-Verlag für die gute Begleitung des Bandes, namentlich Frau Dr. Svenja Wahl und Frau Anne-Marie Grätz.
Wir hoffen, dass dieser Band dazu beiträgt, die Versorgung von Menschen mit einer depressiven Störung und einer Intelligenzminderung zu verbessern.

Freiburg, im November 2016

Anna Erretkamps
Katharina Kufner
Susanne Schmid
Jürgen Bengel

Einführung: Besonderheiten der Psychotherapie von Menschen mit einer geistigen Behinderung

Die psychotherapeutische Behandlung von Menschen mit einer geistigen Behinderung weist einige Besonderheiten auf und erfordert teilweise Anpassungen an die Zielgruppe. In diesem Abschnitt wird auf folgende zentrale Aspekte bezüglich der Anpassung an die Bedürfnisse dieser Zielgruppe fokussiert: Diagnostik, Einbeziehung von Bezugspersonen sowie Modifikationen von Therapiemethoden, -techniken und –setting.

Diagnostik

Im Folgenden wird ein Überblick über Besonderheiten bei der Diagnostik einer psychischen Störung bei Menschen mit einer geistigen Behinderung gegeben. Kapitel 1 widmet sich ausführlicher dieser Thematik.

Im Rahmen der diagnostischen Abklärung ergeben sich mehrere Schwierigkeiten. Zum einen muss geklärt werden, ob die berichteten Symptome der geistigen Behinderung zuzuordnen sind oder eine davon unabhängige Symptomatik darstellen. Zum anderen können Menschen mit einer geistigen Behinderung teilweise ihre Beschwerden nicht gut mitteilen; von außen hingegen werden psychopathologische Symptome häufig der Behinderung und nicht einer psychischen Störung zugeschrieben (Schmidt & Meir, 2014). Darüber hinaus sind diverse diagnostische Kriterien der ICD-10 entwicklungsabhängig, und psychische Störungen können sich bei Menschen mit einer geistigen Behinderung durch andere Symptome äußern als bei normalintelligenten Menschen.

Vor dem Hintergrund dieser Schwierigkeiten wurden spezifisch auf diese Patientengruppe ausgerichtete Diagnosekriterien für psychische Störungen entwickelt. Neben den in Großbritannien entwickelten diagnostischen Kriterien für psychische Störungen (Diagnostic Criteria for Psychiatric Disorders for Use with Adults with Learning Disabilities/ Mental Retardation (DC-LD); Royal College of Psychiatrists, 2001), gibt es ein mit der American Psychiatric Association (APA) erarbeitetes Diagnostik-Manual (Diagnostic Manual – Intellectual Disability (DM-ID); Fletcher et al., 2007).

Neben der Störungsdiagnostik muss zudem eine fundierte Diagnostik der geistigen Behinderung erfolgen. Hierbei gilt es zunächst zu entscheiden, ob der Schwerpunkt auf einer klinischen Diagnostik der Intelligenzminderung oder auf der Diagnostik von Teilleistungsfähigkeiten liegen soll. Um die Diagnose einer Intelligenzminderung nach ICD-10 (F70) stellen zu können, eignet sich insbesondere der Einsatz der Wechsler Adult Intelligence Scale (WAIS-IV; Petermann & Petermann, 2012) oder der Reynolds Intellectual Assessment Scales and Screening (RIAS; Hagmann-von Arx & Grob, 2014), da beide Instrumente auch geringe Intelligenzquotienten (WAIS-IV ≥ 40; RIAS ≥ 37) valide erfassen (Limberg, 2015). Bezüglich der WAIS-IV ist allerdings zu beachten, dass es Hinweise darauf gibt, dass sich die Faktorenstruktur bei Menschen mit einer geistigen Behinderung nicht replizieren lässt (DGKJP, 2014). Neben dem verminderten Intelligenzniveau muss für die ICD-10-Diagnose außerdem eine Minderung in sozial adaptiven Funktionen bestehen, die ebenfalls erhoben werden muss. Für die Diagnostik von Teilleistungsfähigkeiten empfiehlt sich aufgrund guter Testgütekriterien die Werdenfelser Testbatterie zur Messung kognitiv-intellektueller Fähigkeiten bei Menschen mit Behinderungen (WTB; Peterander et al., 2009). Alternativ können der Hamburg-Wechsler-Intelligenztest für Kinder (HAWIK-IV; Petermann & Petermann, 2010) oder die Kaufman Assessment Battery for Children (K-ABC II; Melchers & Melchers, 2015) eingesetzt werden, um für die Leistungsprofile ein Referenzalter anzugeben (Limberg, 2015).

Einbeziehung von Bezugspersonen

Im Rahmen einer Psychotherapie ist die Einbeziehung von Bezugspersonen des Patienten mit einer geistigen Behinderung (u. a. Familie, Mitarbeiter aus Wohnheimen, Werkstätten, ambulant betreutem Wohnen sowie gesetzliche Betreuer) eine wichtige Grundlage für eine gelungene und nachhaltige Veränderung (Morin et al., 2010). In der Diagnostikphase ist die Erhebung einer Fremdanamnese als obligatorisch anzusehen (Geisenberger-Samaras, 2014). Darüber hinaus ist zu klären, ob eine gesetzliche Betreuung besteht, da diese ggf. ihre Einwilligung zur Psychotherapie geben muss. Auf weitere Aspekte der Einbeziehung von Bezugspersonen zu Therapiebeginn wird in Kapitel 2 näher eingegangen.

Im Therapieverlauf können Bezugspersonen beispielsweise den Patienten bei der Durchführung von Hausaufgaben sowie den Therapeuten bei der Therapieplanung unterstützen, indem z. B. ein Austausch zum aktuellen Symptomverlauf stattfindet (Elstner et al., 2012; Geisenberger-Samaras, 2014). Insbesondere zu Therapieende ist die Einbeziehung von Bezugspersonen nochmals zentral, um im Rahmen der Rückfallprophylaxe die Aufrechterhaltung der in der Therapie erarbeiteten Veränderungen zu unterstützen (vgl. Kap. 7).
Die Einbeziehung von Bezugspersonen sollte mittels therapeutischer Sitzungen zusammen mit dem Patienten erfolgen, um dessen Selbstbestimmung und Einbezug in die Therapie zu stärken und eine weitere Erfahrung der Entmündigung zu verhindern. Für die Einbeziehung von Bezugspersonen sollte das Einverständnis des Patienten eingeholt werden. Im Rahmen der Antragsstellung einer ambulanten Psychotherapie kann die Einbeziehung von Bezugspersonen gesondert mit beantragt werden, muss jedoch von Seiten der gesetzlichen Krankenversicherung nicht bewilligt werden.
Vor dem Hintergrund dieser zentralen Bedeutung von Bezugspersonen im Rahmen einer Psychotherapie finden Sie in den vorliegenden Therapie-Tools auch zahlreiche Arbeitsblätter und Informationsmaterialien für Bezugspersonen.

Modifikationen von Therapiemethoden, -techniken und -setting

Grundsätzlich erfolgt bei der Therapieplanung eine Anpassung der geplanten Interventionen und Strategien an den individuellen Patienten. Daher müssen auch die psychotherapeutischen Interventionen, die bei der Behandlung eines Patienten mit geistiger Behinderung zum Einsatz kommen, an die spezifischen Bedürfnisse angepasst werden. Hurley und Kollegen (1998) erarbeiteten hierzu auf Grundlage einer Literaturrecherche neun zentrale Modifikationen psychotherapeutischer Techniken. Diese Modifikationen sind in Tabelle 1.1 zusammengefasst und stellen eine allgemeine Grundlage für die Planung der Therapie und das therapeutische Handeln dar. Für die vorliegenden Therapie-Tools dient die Darstellung dieser Anpassungen zudem als Hintergrundwissen für die Anwendung der Arbeitsblätter.

Tab. 1.1: Zentrale Modifikationen psychotherapeutischer Techniken (Hurley et al., 1998, S. 368; Übersetzung der Verfasser)

Anpassung	Definition/Beispiel
Vereinfachungen	Reduktion der Komplexität üblicher Techniken; Interventionen in kleine Schritte aufteilen, kürzere Sitzungsdauer
Sprache	vereinfachte/s Vokabular, Satzstruktur und Gedankenlänge; kurze Sätze, einfache Worte
aktivierende Elemente	erweitern typischer Techniken mittels aktivierender Elemente, um Veränderung und Lernen zu festigen; ergänzende Bilder, Hausaufgaben
Entwicklungsstand	Entwicklungsstand bei Gestaltung von Techniken und Material berücksichtigen; Spiele verwenden; erfassen von Veränderung in Bezug auf relevante soziale Aspekte
direktives Vorgehen	Therapeut agiert direktiver aufgrund kognitiver Einschränkungen des Patienten; Therapieziele, Fortschritte kurz darstellen; zusätzliche visuelle Hilfen
Flexibilität	übliche Techniken an kognitiven Entwicklungsstand und verlangsamte Fortschritte anpassen; auf weitere Modalitäten fokussieren
Einbeziehung von Bezugspersonen	Bezugspersonen zur Unterstützung von Veränderung einbeziehen; Hausaufgaben oder Übungen mit Bezugspersonen für zu Hause aufgeben
Übertragung und Gegenübertragung	stärkere und schnellere Bindung; Reaktionen des Therapeuten ähneln den elterlichen; Bedürfnis der Therapeuten, sich stärker abzugrenzen, und Sicherstellung von Peer-Supervision
Thematisierung der Behinderung	Therapeut sollte Thema einbringen und positives Selbstbild unterstützen

Im Folgenden werden die angeführten Modifikationen näher beschrieben.

Vereinfachungen. Bei Menschen mit einer geistigen Behinderung liegt eine Vereinfachung therapeutischer Techniken vor dem Hintergrund der Lernschwierigkeiten und begrenzten kognitiven Leistungsfähigkeit nahe. Hierbei stehen die Reduktion der Komplexität der eingesetzten Interventionen, eine kürzere Sitzungsdauer, ein kleinschrittiges Vorgehen sowie Wiederholungen im Vordergrund, um Überforderung zu verhindern (Barrett, 2012; Dodd et al., 2011). Im deutschsprachigen Raum existiert beispielsweise das DBToP-gB-Manual, das eine an der Dialektisch Behavioralen Therapie (DBT) orientierte, vereinfachte Gruppentherapie beinhaltet (Elstner et al., 2012). Hier wurden zum Beispiel Inhalte vereinfacht, Therapiesitzungen gekürzt, stärker strukturiert und häufiger durchgeführt, um die kognitiven Einschränkungen der Zielgruppe angemessen zu berücksichtigen. Zudem wird mehr Zeit für Nachfragen, Wiederholungen und Überprüfung des Verständnisses der Therapieinhalte eingeplant. Darüber hinaus kommen vermehrt Rollenspiele und Demonstrationsmaterial zum Einsatz (Barrett, 2012).

Sprache. Meist sind bei Menschen mit geistiger Behinderung Sprachverständnis und -ausdruck eingeschränkt, jedoch sind diese Einschränkungen individuell sehr unterschiedlich ausgeprägt (Barrett, 2012). Daher sollten zunächst die verbalen und non-verbalen, rezeptiven und expressiven Kommunikationsfähigkeiten des Patienten evaluiert werden (Whitehouse et al., 2006). Die Anpassung der Sprache an die Bedürfnisse und Fähigkeiten des Patienten mit einer geistigen Behinderung sollte sowohl bezüglich der gesprochenen als auch der Schriftsprache erfolgen. Hinsichtlich der Schriftsprache geben die Regeln der Leichten Sprache eine Orientierungshilfe (vgl. Bundesministerium für Arbeit und Soziales, 2014). Innerhalb der Therapie verwendete Arbeitsblätter oder Informationsmaterial sollten in diesem Sinne überarbeitet werden. Die vorliegenden Therapie-Tools beinhalten zahlreiche und diesbezüglich angepasste Arbeitsblätter und Informationsmaterialien. In der gesprochenen Sprache sollte der Therapeut zum Beispiel möglichst kurze Sätze formulieren, einfache Wenn-Dann-Sätze verwenden, Ja-/Nein-Fragen und Fremdwörter vermeiden bzw. gut erklären. Weiterhin kann es für ein besseres Verständnis und das Lernen des Patienten hilfreich sein, die Wortwahl des Patienten aufzugreifen und eine Sprache, die leicht über dem Sprachniveau des Patienten liegt, zu verwenden (Whitehouse et al., 2006). Zudem haben sich die Verwendung von visuell anschaulichem Arbeitsmaterial (Bilder, Piktogramme, Cartoons) und das Festhalten des Stundenablaufs auf einer Flipchart als hilfreich erwiesen (Barrett, 2012; Geisenberger-Samaras, 2014; Whitehouse et al., 2006).

Aktivierende Elemente. Die Nutzung von aktivierenden Techniken in der Psychotherapie dient der besseren Vertiefung des Lernens und der Veränderung. Hierzu gehören zum Beispiel der Einsatz von Flipcharts, die gemeinsam von Therapeut und Patient erstellt werden, das Anfertigen von Zeichnungen und das Durchführen von Rollenspielen (Morin et al., 2010; Whitehouse et al., 2006). Eine weitere wichtige Aktivierungstechnik besteht in Hausaufgaben (Whitehouse et al., 2006), die zudem den Transfer des Gelernten in den Alltag unterstützen können.

Entwicklungsstand. Der Entwicklungsstand ist in der Gruppe von Menschen mit einer geistigen Behinderung sehr breit gefächert (Hensle & Vernooij, 2000). Zudem kann die Entwicklung in verschiedenen Teilbereichen (u. a. emotionale Entwicklung, verbaler und Handlungs-IQ) bei einer Person sehr heterogen sein (Senckel, 2003). Daher sollte im Rahmen der Therapie zunächst erfasst werden, in welchen Bereichen die Person Entwicklungsverzögerungen, -lücken, -stillstände oder -ausfälle aufweist und ob bereits erlernte Fähigkeiten nicht mehr ausgeführt werden können oder es umgekehrt Entwicklungsschübe oder Leistungsinseln in Teilbereichen gibt (Senckel, 2003). Dieser Entwicklungsstand sollte in der Therapieplanung berücksichtigt werden (Whitehouse et al., 2006). So kann es hilfreich sein, an den Patienten angepasste Strategien und Interventionen für Jugendliche und Kinder zu nutzen. Beispielsweise kann der Einsatz von Spielen, Puppen/Stofftieren, Knetmasse oder Seifenopern das Verständnis für Beziehungen und Konsequenzen des Verhaltens erleichtern.

Direktives Vorgehen. Vor dem Hintergrund der kognitiven Einschränkungen von Menschen mit einer geistigen Behinderung sollte im Therapiekontext ein direktiveres Vorgehen gewählt werden. So sollte mehr auf das Lernen am Modell fokussiert, vermehrte Hilfestellung gegeben (beispielsweise bei Expositionen dem Patienten konkrete Anweisungen erteilen) und vermehrt mit Kontingenzmanagement gearbeitet werden (Sappok et al., 2010; Morin et al., 2010). Der Therapeut sollte Therapieziele und Fortschritte klar skizzieren und zusammenfassen (Whitehouse et al., 2006) und hinsichtlich seiner Aussagen und seines Handelns möglichst konkret sein (Morin et al., 2010).

Flexibilität. Die methodische Flexibilität des Therapeuten stellt eine weitere wichtige Größe dar (Whitehouse et al., 2006). Dies betrifft zum einen den Wechsel von Modalitäten. Beispielsweise kann es sinnvoll sein, statt einer mündlichen Befragung ein Problemverhalten mittels eines Rollenspiels zu erfassen. Gefühle können durch Malen oder Symbole erfasst werden oder Aktivitätenlisten mittels Bildern dargestellt werden. Zum anderen ist hinsichtlich der Sitzungslänge und dem Einbezug von Bezugspersonen in die Therapie die Flexibilität des Therapeuten notwendig.

Übertragung und Gegenübertragung. Die Therapeutenrolle und die Therapeut-Patient-Beziehung bedürfen bei der Therapie von Menschen mit einer geistigen Behinderung besondere Beachtung (Hurley et al., 1998). Da das Bindungsverhalten von Patienten mit einer geistigen Behinderung häufig nicht altersentsprechend ausgebildet ist, kann es zu einer stärkeren Bindung des Patienten und entsprechender Reaktionen des Therapeuten (z. B. Bevormundung des Patienten) kommen (Whitehouse et al., 2006). Daher ist es umso wichtiger, die Grenzen der Therapeut-Patienten-Beziehung zu wahren und seine eigene Therapeutenrollte stets kritisch zu reflektieren.

Thematisierung der Behinderung. Die Auseinandersetzung mit den eigenen Einschränkungen stellt für viele Patienten mit einer geistigen Behinderung ein wichtiges Thema dar. Daher sollte von Seiten des Therapeuten die Beschäftigung mit der eigenen Behinderung als mögliches Thema im Rahmen der Therapie vorgeschlagen werden (Whitehouse et al., 2006). Neben der Auseinandersetzung mit negativen Gefühlen bzgl. der eigenen Einschränkungen und mit den Reaktionen aus der Umwelt (u. a. Stigmatisierung und Abweisung) sollte die Therapie den Aufbau eines positiven Selbstbilds und der Wertschätzung der eigenen Person fördern.

Wie beschrieben dienten die vorgestellten Modifikationen als theoretische Grundlage bei der Entwicklung der Arbeits- und Informationsblätter für das vorliegende Arbeitsbuch. Grundsätzlich gilt, dass bei der psychotherapeutischen Behandlung von Menschen mit einer geistigen Behinderung dieselben Methoden und Prinzipien angewendet werden wie bei Menschen ohne Behinderung. Allerdings müssen die Anpassungen entsprechend des Entwicklungsniveaus, der Kommunikationsfähigkeit und der speziellen Bedürfnisse des einzelnen Patienten vorgenommen werden. Hierfür kann sich der behandelnde Therapeut an den in diesem Abschnitt dargestellten Modifikationen orientieren.

Aufbau des Buches

Der vorliegende Band liefert kein Manual bzw. Material für eine komplette Therapie von Depressionen bei Menschen mit geistiger Behinderung. Er stellt einen Methodenkoffer mit Arbeitsmaterialien zu wesentlichen Bereichen wie Arbeit mit Emotionen, Umgang mit Alltagsanforderung, Aktivitätenaufbau und Steigerung von Selbstwirksamkeitserleben dar. Die Auswahl der Themen erfolgte auf der Grundlage einer Expertenbefragung, überwiegend Therapeuten, die Erfahrung in der Psychotherapie mit geistig behinderten Menschen haben. Die Materialien basieren zudem auf systematischen Literaturrecherchen zu den jeweiligen Themen und auf den Erfahrungen, die die Abteilung für Rehabilitationspsychologie und Psychotherapie sowie die Hochschulambulanz des Instituts für Psychologie der Universität Freiburg in der Versorgung dieser Patientengruppe sammeln konnte. Unterstützung fanden wir im Psychologischen Dienst des Caritasverbands Freiburg-Stadt e. V., der über langjährige Erfahrungen in der psychologischen Begleitung von Menschen mit einer geistigen Behinderung verfügt. Unser Buch gliedert sich in sieben Kapitel. Jedes Kapitel beginnt mit einer Einführung, in der die theoretischen Grundlagen dargestellt und der Aufbau des jeweiligen Kapitels erläutert werden.
In Kapitel 1 finden Sie Arbeitsmaterialien, die Sie zur diagnostischen Abklärung von depressiven Störungen bei Menschen mit einer geistigen Behinderung nutzen können. Zudem erhalten Sie Informationsmaterial zu depressiven Störungen für Patienten und Bezugspersonen.
Im zweiten Kapitel erhalten Sie Informationen zu wichtigen Aspekten der Anfangsphase der Therapie mit Patienten mit einer geistigen Behinderung. Die Arbeitsmaterialien beinhalten Informationsblätter für Patienten und Bezugspersonen zu organisatorischen und therapeutischen Begriffen und Rahmenbedingungen.
Das dritte Kapitel widmet sich dem Aktivitätenaufbau. Hier finden Sie Informations- und Arbeitsblätter zu den wichtigsten Schritten der Verhaltensaktivierung, angefangen bei der Bedeutung von Aktivitäten bis hin zur Aufrechterhaltung eines Verhaltens.

Das vierte Kapitel thematisiert den Umgang mit alltäglichen Anforderungen und die Tagesstrukturierung. Der Patient lernt seinen Alltag und darin enthaltene Aufgaben gemeinsam mit seinen Bezugspersonen zu strukturieren. Therapeuten und Bezugspersonen erhalten Informationen zur Förderung von Selbstbestimmung und Compliance.
In Kapitel 5 finden Sie Informationen und Techniken für die Arbeit mit Emotionen. Die umfangreichen Arbeitsmaterialien dienen sowohl der Förderung der Emotionserkennung als auch der Emotionsregulation des Patienten.
Kapitel 6 bietet Arbeitsmaterialien zur Steigerung des Selbstwirksamkeitserlebens des Patienten. Es beinhaltet Informationsblätter für Therapeuten und Bezugspersonen sowie Arbeitsblätter für den Patienten zur Förderung des Kompetenzerlebens und der Selbstbestimmung.
Kapitel 7 enthält Arbeitsmaterialien, die zu Therapieende zum Einsatz kommen. Hierbei erhalten Sie Information und Material zur Therapiebilanz und Rückfallprophylaxe.
Die Materialien zeigen, dass bei der Behandlung von Menschen mit einer geistigen Behinderung kein eigenständiges Therapieverfahren erlernt werden muss, sondern bewährte Vorgehensweisen auf die Besonderheiten der Zielgruppe übertragen werden müssen. Neben der konkreten Unterstützung der Therapeuten dokumentiert ein solcher Methodenkoffer wie in diesem Buch auch, dass Konsens über Vorgehensweisen besteht.
Insbesondere bei der therapeutischen Arbeit mit Patienten mit geistiger Behinderung ist für einen sinnvollen und nutzbringenden Einsatz von Arbeitsmaterialien wichtig, dass die Arbeitsblätter durch den Therapeuten während der Sitzung ausführlich eingeführt werden. Sie sollten als Therapeut darauf achten, dass die Informationen, Anweisungen und Erläuterungen vom Patienten richtig verstanden werden. Hierfür kann es sinnvoll sein, die Arbeitsblätter gemeinsam mit dem Patienten anhand von Beispielen aus der Lebenswelt des Patienten einmal auszufüllen. Ebenso kann es hilfreich sein, hierbei die Bezugspersonen des Patienten einzubeziehen.
Die Icons auf den Arbeitsmaterialien sollen neben den jeweiligen Überschriften der besseren Orientierung bei der Auswahl der Arbeitsblätter dienen.

T **Therapeut/in:** Dieses Icon kennzeichnet Arbeits- und Informationsblätter, die sich an Therapeuten wenden.

P **Patient/in:** Dieses Icon kennzeichnet Arbeits- und Informationsblätter, die für Patienten gedacht sind.

B **Bezugsperson:** Dieses Icon kennzeichnet Arbeits- und Informationsblätter, die Bezugspersonen ausgehändigt werden; zur Information oder zur Vorbereitung gemeinsamer Sitzungen mit dem Therapeuten und Patienten.

Ran an den Stift: Dieses Icon fordert dazu auf, Antworten und Überlegungen direkt auf dem Arbeitsblatt zu notieren.

Hier passiert was: An dieser Stelle werden Handlungsanweisungen für Therapeuten und Patienten gegeben.

Ganz Ohr: Dieses Icon kennzeichnet Übungen, die dem Patienten wörtlich vom Therapeuten vorgelesen werden.

Zur besseren Lesbarkeit und Verständlichkeit der Arbeitsmaterialien, insbesondere für Patienten, haben wir uns für die männliche Schreibform entschieden. Selbstverständlich sind beide Geschlechter gemeint.

KAPITEL 1/

Psychologische Diagnostik bei Menschen mit geistiger Behinderung und Depression

1.1 Hintergrund und Einführung

Depressive Störungen gehören zu den häufigsten psychischen Erkrankungen. Während die Prävalenz einer Major Depression in der erwachsenen Allgemeinbevölkerung rund 8 Prozent beträgt, liegt diese Rate bei Menschen mit geistiger Behinderung bei ca. 15 bis 20 Prozent (Meinert & Wilking, 2014). Wie in der Allgemeinbevölkerung sind Frauen doppelt so häufig betroffen wie Männer. Eine Ausnahme stellen Männer mit Down-Syndrom (Trisomie 21) dar, bei denen die Prävalenz im Vergleich zu Frauen erhöht ist (Meinert & Wilking, 2014).

Schwierigkeiten bei der Diagnostik

Bei der Diagnostik einer depressiven Störung ergeben sich bei Menschen mit geistiger Behinderung einige Schwierigkeiten im Vergleich zur Diagnostik bei normalintelligenten Personen. Zunächst gilt es zu klären, ob die berichteten Symptome der geistigen Behinderung zuzuordnen sind. In der ICD-10 wird die Intelligenzminderung zwar als psychische Störung angeführt (F70), sie gehört jedoch nicht in den Indikationsbereich von Psychotherapie. Die geistige Behinderung kann durch eine Therapie nicht verändert werden. Die Therapie kann nur psychische Erkrankungen bei einer geistigen Behinderung behandeln. Daher ist es wichtig zu erfragen, ob die berichteten Symptome schon immer bestehen oder ob die Symptome neu aufgetreten sind oder eine Verstärkung von zuvor bestehendem Problemverhalten darstellen.
Eine weitere Schwierigkeit für den Diagnostiker besteht darin, dass Menschen mit einer geistigen Behinderung teilweise ihre Beschwerden nicht gut mitteilen können (*diagnostic underreporting*). Die Patienten müssen bei der Diagnoseerhebung jedoch komplizierte innere Vorgänge (Gedanken und Gefühle) beschreiben. Menschen mit leichter geistiger Behinderung können dies teilweise, Menschen mit mittelgradiger oder schwerer geistigen Behinderung können diese Vorgänge aber meist nicht adäquat beschreiben oder erleben diese möglicherweise nicht in vergleichbarer Weise (Deb et al., 2001). Hinzu kommt, dass Menschen mit geistiger Behinderung häufig nur über ein geringes biografisches Gedächtnis für frühere depressive Phasen verfügen (Meinert & Wilking, 2014).
Darüber hinaus schreiben Bezugspersonen psychopathologische Symptome häufig der Behinderung und nicht einer psychischen Störung zu (*diagnostic overshadowing*; Schmidt & Meir, 2014). Bezugspersonen sind zudem häufig wenig über depressive Störungen informiert, sodass Symptome nicht erkannt werden (Meinert & Wilking, 2014). Somit wird oft über einen längeren Zeitraum keine adäquate Hilfe aufgesucht.
Eine weitere Schwierigkeit besteht darin, dass die diagnostischen Kriterien der ICD-10 häufig entwicklungsabhängig sind. Hinsichtlich der Diagnostik einer depressiven Störung werden z. B. Konzepte wie Schuld und Wertlosigkeit erst mit einem kognitiven Alter von etwa sieben Jahren verstanden (Smiley & Cooper, 2003).
Psychische Störungen können sich bei Menschen mit geistiger Behinderung zudem durch andere Symptome äußern als bei normalintelligenten Menschen. So kann sich eine Depression in gereizter statt in niedergeschlagener Stimmung äußern. Weiterhin können eine reduzierte Selbstfürsorge oder vermehrt rückversicherndes Verhalten bei Menschen mit einer geistigen Behinderung Symptom einer depressiven Störung sein.

Spezifische Diagnosekriterien für Menschen mit einer geistigen Behinderung

Somit sind die üblichen ICD-10-Kriterien für Menschen mit einer geistigen Behinderung nur eingeschränkt oder teilweise gar nicht anwendbar. Aufgrund dieser Schwierigkeiten wurden in Anlehnung an die ICD-10 in Großbritannien spezifisch auf diese Patientengruppe ausgerichtete Diagnosekriterien entwickelt. Bei den Diagnostic Criteria for Psychiatric Disorders for Use with Adults with Learning Disabilities/Mental Retardation (DC-LD; Royal College of Psychiatrists, 2001) handelt es sich um ein neues Klassifikationssystem, das komplementär zum ICD-10-Manual verwendet werden kann. Wenn eine angemessene Diagnose mittels ICD-10-Kriterien möglich ist, sollte diesen der Vorzug gegeben werden (Royal College of Psychiatrists, 2001). Dies ist häufig bei Menschen mit leichter geistiger Behinderung möglich. Wenn eine Diagnose mittels DC-LD gestellt wird, so wird in dem Manual die Referenzdiagnose der ICD-10 angegeben.

Bezüglich affektiver Störungen wird in der DC-LD dieselbe Einteilung (depressive Episode, rezidivierende depressive Störung, bipolare Störung etc.) vorgenommen wie in der ICD-10. Hinsichtlich der Diagnosekriterien wird der Tatsache Rechnung getragen, dass sich eine depressive Störung bei Menschen mit geistiger Behinderung mit anderen Symptomen äußern kann als bei normalintelligenten Menschen.
Im Rahmen einer depressiven Erkrankung kann es bei Menschen mit einer geistigen Behinderung zum Beginn oder zu einer Verstärkung von Problemverhalten (z. B. Aggressivität, selbstverletzendes Verhalten, Rückzugsverhalten) kommen. Da dieses Problemverhalten in gleichem Ausmaß schon vor der depressiven Störung vorgelegen haben kann, ist es für die Diagnosestellung wichtig, dass die Veränderung zum prämorbiden Zustand erfragt wird (Royal College of Psychiatrists, 2001).

Erhebung der Symptomatik und Anamnese

Für die Diagnostik ist es zentral, neben der intelligenzgeminderten Person mindestens eine weitere verlässliche Informationsquelle zu haben, am besten eine Person, die den Patienten schon lange kennt (Royal College of Psychiatrists, 2001). Die Fremdanamnese und Information aus mehreren Perspektiven sind als obligatorisch anzusehen.
Ferner können systematische und unsystematische Verhaltensbeobachtungen zusätzliche Informationen bieten. Mit Rücksicht auf die begrenzten zeitlichen Ressourcen in der therapeutischen Praxis kann Angehörigen für einen bestimmten Zeitraum die Aufgabe erteilt werden, verschiedene Symptome (z. B. Schlaf, Appetit, Aktivitätsniveau) zu beobachten und zu protokollieren.
Für die Erhebung der Symptomatik und Anamnese gilt es folgende Punkte zu beachten:
Starten Sie mit einfachen, allgemeinen Fragen (z. B. Wie ist der Patient hergekommen? Wer begleitet den Patienten?), um dem Patienten die Nervosität zu nehmen. Diese Fragen können Sie zugleich dazu nutzen, um eine Einschätzung der Kommunikationsfähigkeiten des Patienten zu erhalten. Je nach Fähigkeiten können Sie im weiteren Verlauf Anschauungsmaterial (z. B. Photos, Zeichnungen) verwenden. Grundsätzlich sollte der intelligenzgeminderte Patient Ihr Hauptansprechpartner sein. Für Fragen an die Begleitperson holen Sie das mündliche Einverständnis des Patienten ein. Sprechen Sie stets zum Patienten und nicht über den Patienten.
Hinsichtlich des Fragestils sollten Sie möglichst offene Fragen verwenden und Suggestivfragen unbedingt vermeiden. Gleichzeitig kann es notwendig sein, den Patienten bei Antworten zu unterstützen, in dem ihm Beispiele oder mehrere Antwortmöglichkeiten genannt werden (z. B. »Manchmal können Menschen schlecht schlafen. Sie können nicht einschlafen. Oder Sie wachen mitten in der Nacht auf und können nicht mehr schlafen. Wie ist das bei Ihnen?«). Da Menschen mit geistiger Behinderung leichter suggestibel sind, sollten Sie bestimmte Sachverhalte im Verlauf mehrfach oder gegenteilig erfragen. Zudem sollten Sie sich die Antworten des Patienten erklären lassen (z. B. »Was machen Sie, wenn Sie traurig sind?«). Alternativ können Sie den Patienten in seinen eigenen Worten wiederholen lassen, was Sie gefragt haben, um eine Einschätzung zu bekommen, ob der Patient die Frage richtig verstanden hat. Insgesamt sollten Sie eine dem sprachlichen Niveau des Patienten angemessene Sprache verwenden, d. h. kurze Sätze, keine Metaphern, keine Fachbegriffe usw. (vgl. Einführung) (Deb et al., 2001).

1.2 Überblick Arbeitsmaterialien

In diesem Kapitel finden Sie folgende Arbeitsmaterialien:

- INFO 1 / *Schematische Übersicht zum diagnostischen Ablauf*: Dieses Informationsblatt enthält für den Therapeuten ein Flussdiagramm zum diagnostischen Ablauf bei der Abklärung psychischer Störungen eines Menschen mit geistiger Behinderung.
- AB 1 / *Leitfaden zur Diagnostik einer depressiven Störung bei Menschen mit geistiger Behinderung:* In diesem Arbeitsblatt sind die Kriterien für die Diagnostik einer Depression nach DC-LD (Royal College of Psychiatrists, 2001) bei Menschen mit geistiger Behinderung übersichtlich in Form eines Leitfadens für den Therapeuten zusammengestellt. Darüber hinaus werden Hinweise zur Differentialdiagnostik gegeben.
- INFO 2 / *Kurzdarstellung der Symptome einer depressiven Störung bei Menschen mit geistiger Behinderung*: Auf diesem Informationsblatt werden die Kriterien einer depressiven Störung bei Menschen mit geistiger Behinderung

nach DC-LD (Royal College of Psychiatrists, 2001) tabellarisch dargestellt und ausführlich erläutert. Der Therapeut erhält zudem Beispiele für mögliche Abklärungsfragen, mit denen das jeweilige Symptom erhoben werden kann.

- AB 2 / *Übersicht Anamneseerhebung*: Mit dieser Übersicht für die Anamneseerhebung erhält der Therapeut einen tabellarischen Überblick über alle relevanten Themenbereiche, die für eine ausführliche Anamnese wichtig sind. Zudem werden Hinweise zu besonderen Aspekten bei der Erhebung dieser Bereiche bei Menschen mit geistiger Behinderung gegeben.
- INFO 3 / *Was ist eine Depression?* Dieses Informationsblatt für den Patienten informiert in leichter Sprache über die Definition, Erkennung, Häufigkeit und Behandelbarkeit von depressiven Störungen.
- INFO 4 / *Informationen zur Depression für Bezugspersonen*: Dieses Informationsblatt für Bezugspersonen informiert über die Definition, Erkennung und Häufigkeit von depressiven Störungen. Darüber hinaus werden Hinweise zu angemessenen Verhaltensweisen für Bezugspersonen von Menschen mit geistiger Behinderung und depressiver Störung gegeben.
- AB 3 / *Wie Sie eine Depression bei sich erkennen können*: Anhand dieses Arbeitsblatts für Therapeuten und Patienten können die Depressionssymptome, die bei dem Patienten vorliegen, gesammelt werden. Diese Sammlung kann dazu genutzt werden, dem Patienten das Konzept der depressiven Störung besser zu erklären. Zudem erhalten Therapeut und Patient einen Überblick, in welchen Bereichen Beeinträchtigungen bestehen. Dies kann bei der Formulierung von Therapiezielen hilfreich sein. Je nach Verbalisations- und Introspektionsfähigkeit des Patienten sollte eine Bezugsperson zur Bearbeitung dieses Arbeitsblatts hinzugezogen werden. Da am Ende der Therapie (vgl. Kap. 7) dieses Arbeitsblatt nochmals genutzt werden kann, empfiehlt es sich, eine Kopie des ausgefüllten Arbeitsblatts in den Therapieunterlagen zu haben.

Schematische Übersicht zum diagnostischen Ablauf

Folgendes Flussdiagramm kann Ihnen dabei helfen, den diagnostischen Prozess zu strukturieren, um zu einer adäquaten Diagnose zu gelangen.

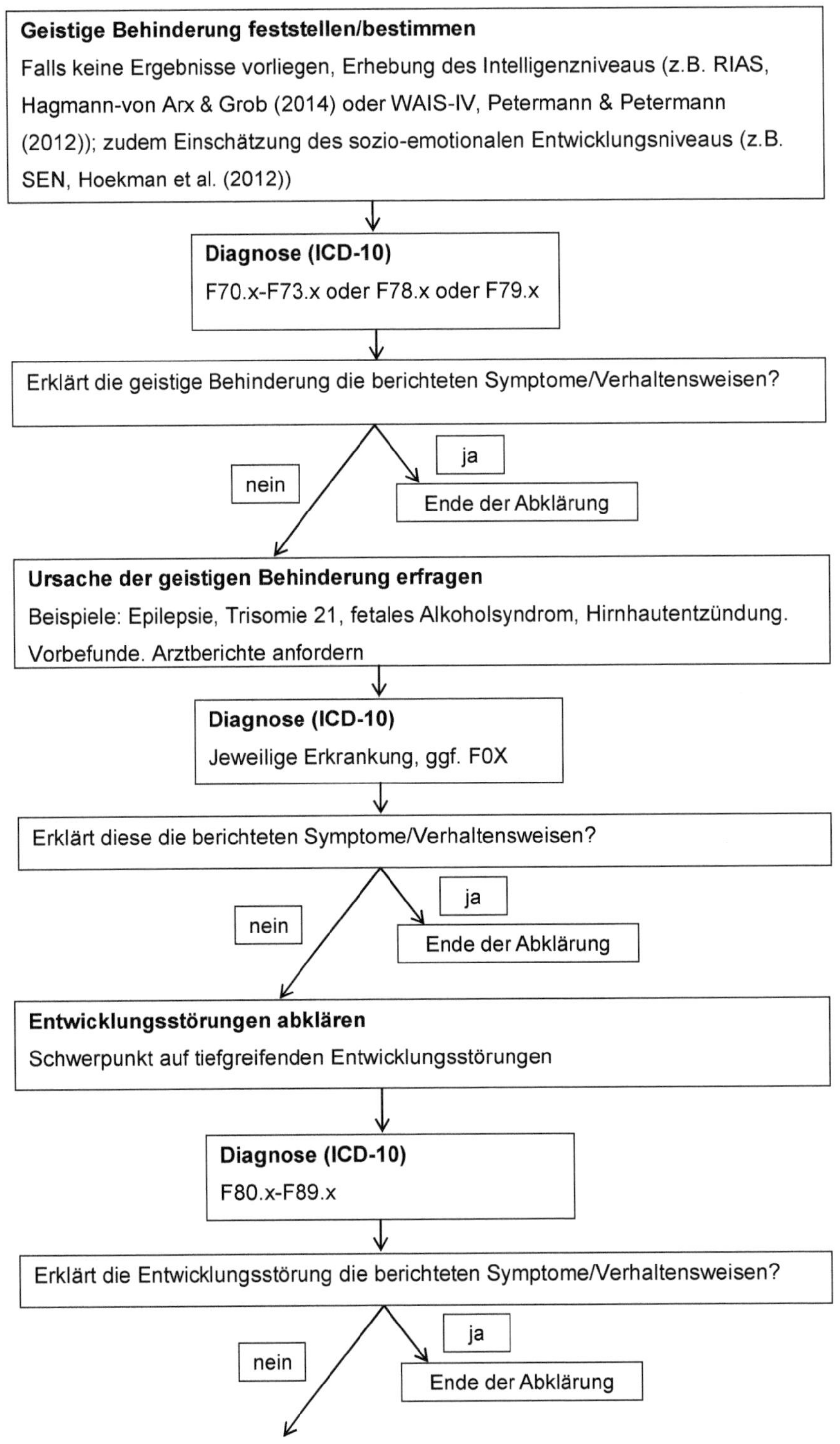

Schematische Übersicht zum diagnostischen Ablauf

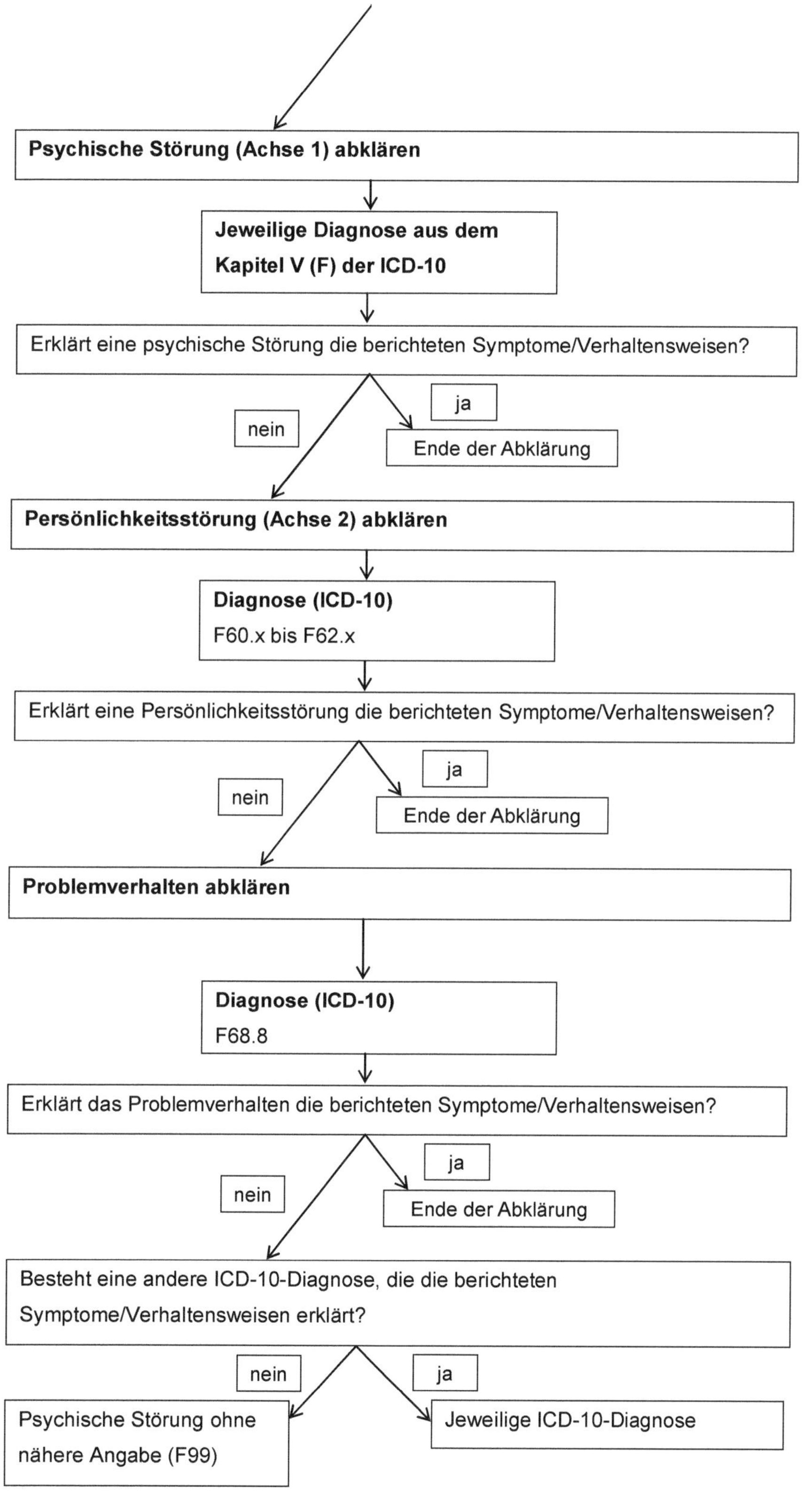

AB 1 /

T

Leitfaden zur Diagnostik einer depressiven Störung bei Menschen mit geistiger Behinderung (nach DC-LD)

Patient: ....

Dieser Leitfaden kann Ihnen helfen, die Diagnose einer depressiven Störung anhand der einzelnen Ein- und Ausschlusskriterien sowie der Symptome festzustellen. In Klammern wird die jeweilige Diagnose nach ICD-10 angegeben.

(1) Gegenwärtige depressive Episode (F32)

Zunächst sollte die gegenwärtige depressive Symptomatik erhoben werden: Erfüllt der Betroffene aktuell die Kriterien einer depressiven Episode?

A. Die Symptome müssen fast jeden Tag in den letzten zwei Wochen aufgetreten sein.

☐ ja ☐ nein

B. Die Symptome sind nicht auf die Einnahme von Medikamenten oder psychotroper Substanzen oder eine organische Ursache zurückzuführen.

☐ ja ☐ nein

C. Die Kriterien für eine gemischte affektive Episode oder schizoaffektive Episode werden nicht erfüllt.

☐ ja ☐ nein

D. Die Symptome müssen jeweils eine Veränderung zum prämorbiden Zustand darstellen.

☐ ja ☐ nein

E. Item 1 oder 2 muss vorhanden sein und im Vordergrund stehen:

Items	ja	nein
Item 1		
▶ depressive Stimmung	☐	☐
oder		
▶ gereizte Stimmung	☐	☐
Item 2		
▶ Interessen- oder Freudverlust an Aktivitäten	☐	☐
oder		
▶ sozialer Rückzug	☐	☐
oder		
▶ reduzierte Selbstfürsorge	☐	☐
oder		
▶ Reduktion der Quantität von Sprache/Kommunikation	☐	☐

Leitfaden zur Diagnostik einer depressiven Störung bei Menschen mit geistiger Behinderung (nach DC-LD)

F. Einige der folgenden Symptome müssen vorhanden sein, sodass **mindestens vier** Symptome aus E und F vorhanden sind:

Symptome	ja	nein
Symptom 1 ▶ Energieverlust; erhöhte Lethargie	☐	☐
Symptom 2 ▶ Verlust von Selbstvertrauen	☐	☐
oder ▶ vermehrt rückversicherndes Verhalten; beginnende oder vermehrte Sorgen oder Ängstlichkeit	☐	☐
Symptom 3 ▶ vermehrt weinerlich	☐	☐
Symptom 4 ▶ Beginn oder Verstärkung von somatischen Symptomen/gesundheitlichen Problemen	☐	☐
Symptom 5 ▶ Konzentrationsschwierigkeiten/Ablenkbarkeit	☐	☐
oder ▶ verstärkte Unentschlossenheit	☐	☐
Symptom 6 ▶ vermehrt spezifisches Problemverhalten	☐	☐
Symptom 7 ▶ psychomotorische Agitiertheit	☐	☐
oder ▶ psychomotorische Verlangsamung	☐	☐
Symptom 8 ▶ Beginn oder Verstärkung von Appetitstörungen	☐	☐
oder ▶ signifikante Gewichtsveränderung	☐	☐
Symptom 9 ▶ Beginn oder Verstärkung von Schlafschwierigkeiten	☐	☐

⇨ Diagnose gegenwärtiger depressiver Episode,
wenn A, B, C und D mit Ja beantwortet und mindestens vier Symptome aus E und F vorhanden sind.

Leitfaden zur Diagnostik einer depressiven Störung bei Menschen mit geistiger Behinderung (nach DC-LD)

(2) Frühere depressive Episode

Vor dem Hintergrund der Tatsache, dass Menschen mit geistiger Behinderung häufig nur über ein geringes biografisches Gedächtnis für frühere depressive Phasen verfügen, ist an dieser Stelle die Fremdanamnese besonders wichtig. Kann die Bezugsperson Auskunft über ggf. vorhandene depressive Episoden in der Vergangenheit geben? Liegen zusätzlich alte Befundberichte vor?
Es wird erhoben, ob die Person jemals in ihrem Leben eine Phase von zwei Wochen oder länger hatte, in der …

A. … die Symptome fast jeden Tag über mindestens zwei Wochen aufgetreten sind.

☐ ja ☐ nein

B. … die Symptome nicht auf die Einnahme von Medikamenten oder psychotroper Substanzen oder eine organische Ursache zurückzuführen waren.

☐ ja ☐ nein

C. … die Kriterien für eine gemischte affektive Episode oder schizoaffektive Episode nicht erfüllt wurden.

☐ ja ☐ nein

D. … die Symptome jeweils eine Veränderung zum prämorbiden Zustand darstellten.

☐ ja ☐ nein

E. In den schlimmsten zwei Wochen, muss Item 1 oder 2 vorhanden gewesen sein und im Vordergrund gestanden haben:

Items	ja	nein
Item 1		
▶ depressive Stimmung	☐	☐
oder		
▶ gereizte Stimmung	☐	☐
Item 2		
▶ Interessen- oder Freudverlust an Aktivitäten	☐	☐
oder		
▶ sozialer Rückzug	☐	☐
oder		
▶ reduzierte Selbstfürsorge	☐	☐
oder		
▶ Reduktion der Quantität von Sprache/Kommunikation	☐	☐

Leitfaden zur Diagnostik einer depressiven Störung bei Menschen mit geistiger Behinderung (nach DC-LD)

F. Einige der folgenden Symptome müssen vorhanden gewesen sein, sodass **mindestens vier** Symptome aus E und F vorhanden waren:

Symptome	ja	nein
Symptom 1 ▶ Energieverlust; erhöhte Lethargie	☐	☐
Symptom 2 ▶ Verlust von Selbstvertrauen oder ▶ vermehrt rückversicherndes Verhalten; beginnende oder vermehrte Sorgen oder Ängstlichkeit	☐ ☐	☐ ☐
Symptom 3 ▶ vermehrt weinerlich	☐	☐
Symptom 4 ▶ Beginn oder Verstärkung von somatischen Symptomen/gesundheitlichen Problemen	☐	☐
Symptom 5 ▶ Konzentrationsschwierigkeiten/Ablenkbarkeit oder ▶ verstärkte Unentschlossenheit	☐ ☐	☐ ☐
Symptom 6 ▶ vermehrt spezifisches Problemverhalten	☐	☐
Symptom 7 ▶ psychomotorische Agitation oder ▶ psychomotorische Verlangsamung	☐ ☐	☐ ☐
Symptom 8 ▶ Beginn oder Verstärkung von Appetitstörungen oder ▶ signifikante Gewichtsveränderung	☐ ☐	☐ ☐
Symptom 9 ▶ Beginn oder Verstärkung von Schlafschwierigkeiten	☐	☐

⇨ Diagnose einer früheren depressiven Episode,
wenn A, B, C und D mit Ja beantwortet und mindestens vier Symptome aus E und F vorhanden sind.

Leitfaden zur Diagnostik einer depressiven Störung bei Menschen mit geistiger Behinderung (nach DC-LD)

(3) Rezidivierende depressive Störung (F33)

Erfragen Sie, wie oft die Person in ihrem Leben mindestens zwei Wochen lang unter depressiver/gereizter Stimmung oder Interessen- oder Freudverlust an Aktivitäten, sozialem Rückzug, reduzierter Selbstfürsorge, Reduktion der Quantität von Sprache, Kommunikation sowie einigen der genannten Symptomen (Beispiele nennen) gelitten hat.

⇨ Diagnose einer rezidivierenden depressiven Störung,
wenn insgesamt mindestens zwei depressive Episoden festgestellt werden können, zwischen denen ein Intervall von mindestens zwei Monaten ohne deutliche Symptomatik lag. In der Anamnese findet sich keine hypomanische oder manische Episode.

(4) Anhaltende affektive Störung (F34)

Die DC-LD führt keine gesonderten Kriterien für anhaltende affektive Störungen bei Menschen mit geistiger Behinderung auf, sondern verweist auf die ICD-10 Kriterien.
Daher werden im Folgenden die Diagnosekriterien der ICD-10 aufgeführt.

Zyklothymia (F34.0)

A. Stimmungsinstabilität mit mehreren Phasen von Depression und Hypomanie über einen Zeitraum von mindestens zwei Jahren.

☐ ja ☐ nein

B. Keine dieser depressiven oder hypomanischen Phasen war so schwer oder lang, dass sie die Kriterien für eine manische, mittelgradige oder schwere depressive Episode erfüllt.

☐ ja ☐ nein

C. Während einiger depressiver Episoden waren **mindestens drei** der folgenden Symptome vorhanden:

Symptome	ja	nein
Symptom 1 ▸ verminderter Antrieb oder Aktivität	☐	☐
Symptom 2 ▸ Schlaflosigkeit	☐	☐
Symptom 3 ▸ Verlust des Selbstvertrauens oder Gefühl von Unzulänglichkeit	☐	☐
Symptom 4 ▸ Konzentrationsschwierigkeiten	☐	☐

Leitfaden zur Diagnostik einer depressiven Störung bei Menschen mit geistiger Behinderung (nach DC-LD)

Symptome	ja	nein
Symptom 5 ▶ sozialer Rückzug	☐	☐
Symptom 6 ▶ Interessenverlust oder Freudlosigkeit	☐	☐
Symptom 7 ▶ verminderte Gesprächigkeit	☐	☐
Symptom 8 ▶ Pessimismus im Hinblick auf die Zukunft oder Grübeln über die Vergangenheit	☐	☐

D. Während einiger Episoden mit gehobener Stimmung waren **mindestens drei** der folgenden Symptome vorhanden:

Symptome	ja	nein
Symptom 1 ▶ vermehrter Antrieb oder Aktivität	☐	☐
Symptom 2 ▶ herabgesetztes Schlafbedürfnis	☐	☐
Symptom 3 ▶ überhöhtes Selbstgefühl	☐	☐
Symptom 4 ▶ geschärftes oder ungewöhnlich kreatives Denken	☐	☐
Symptom 5 ▶ mehr Geselligkeit als sonst	☐	☐
Symptom 6 ▶ gesteigertes Interesse und sich Einlassen in sexuelle und andere angenehme Aktivitäten	☐	☐
Symptom 7 ▶ gesprächiger oder witziger als sonst	☐	☐
Symptom 8 ▶ überoptimistisch oder Übertreibung früherer Erfolge	☐	☐

⇨ Diagnose Zyklothymia,
wenn A und B mit Ja beantwortet und jeweils mindestens drei Symptome aus C und D vorhanden sind.

Leitfaden zur Diagnostik einer depressiven Störung bei Menschen mit geistiger Behinderung (nach DC-LD)

Dysthymia (F34.1)

A. Konstante oder konstant wiederkehrende Depression über einen Zeitraum von mindestens zwei Jahren. Dazwischenliegende Perioden normaler Stimmung dauern selten länger als einige Wochen; hypomanische Episoden kommen nicht vor.

☐ ja ☐ nein

B. Keine oder nur sehr wenige der einzelnen depressiven Episoden während eines solchen Zwei-Jahres-Zeitraumes sind so schwer oder dauern so lange an, dass sie die Kriterien für eine rezidivierende leichte depressive Störung erfüllen.

☐ ja ☐ nein

C. Wenigstens während einiger Perioden der Depression sollten **mindestens drei** der folgenden Symptome vorliegen:

Symptome	ja	nein
Symptom 1 ▶ verminderter Antrieb oder Aktivität	☐	☐
Symptom 2 ▶ Schlaflosigkeit	☐	☐
Symptom 3 ▶ Verlust des Selbstvertrauens oder Gefühl von Unzulänglichkeit	☐	☐
Symptom 4 ▶ Konzentrationsschwierigkeiten	☐	☐
Symptom 5 ▶ Neigung zum Weinen	☐	☐
Symptom 6 ▶ Interessenverlust oder Freudlosigkeit	☐	☐
Symptom 7 ▶ Gefühl von Hoffnungslosigkeit und Verzweiflung	☐	☐
Symptom 8 ▶ erkennbares Unvermögen mit den Routineanforderungen des täglichen Lebens fertig zu werden	☐	☐
Symptom 9 ▶ Pessimismus im Hinblick auf die Zukunft oder Grübeln über die Vergangenheit	☐	☐
Symptom 10 ▶ sozialer Rückzug	☐	☐
Symptom 11 ▶ verminderte Gesprächigkeit	☐	☐

⇨ Diagnose Dysthymia,
wenn A und B mit Ja beantwortet und mindestens drei Symptome aus C vorhanden sind.

Leitfaden zur Diagnostik einer depressiven Störung bei Menschen mit geistiger Behinderung (nach DC-LD)

Differentialdiagnostische Hinweise

Hinsichtlich psychischer Erkrankungen sollte bei Menschen mit einer geistigen Behinderung auf jeden Fall eine Abklärung folgender Differentialdiagnosen erfolgen:

- ▶ schizoaffektive Störungen (F25)
- ▶ bipolare affektive Störung (F31)
- ▶ Anpassungsstörung (F43.2)

Darüber hinaus ist es hinsichtlich der differentialdiagnostischen Abklärung insbesondere wichtig, Demenzen abzuklären. Weiterhin sollte geklärt werden, ob die beschriebene Symptomatik im Sinne regressiven Verhaltens als Belastungsverarbeitung zu verstehen ist.

Zusammenfassung

Störung (ICD-10)	ja	nein
gegenwärtige depressive Episode (F32)	☐	☐
frühere depressive Episode	☐	☐
rezidivierende depressive Störung (F33)	☐	☐
Zyklothymia (F34.0)	☐	☐
Dysthymia (F34.1)	☐	☐

INFO 2 /

T

Kurzdarstellung der Symptome einer depressiven Störung bei Menschen mit geistiger Behinderung

Diese Kurzdarstellung soll Ihnen die Erfassung der einzelnen Kriterien bei der Diagnosestellung erleichtern. Die Erläuterungen zu den Symptomen einer depressiven Störung bei Menschen mit geistiger Behinderung stützt sich auf Angaben der Diagnostic Criteria for Psychiatric Disorders for Use with Adults with Learning Disabilities/Mental Retardation (DC-LD; Royal College of Psychiatrists, 2001) sowie des Diagnostic Manual – Intellectual Disability (DM-ID; Fletcher et al., 2007). Die Erläuterungen wurden konkret und verhaltensnah übersetzt und teilweise ergänzt.

Nach DC-LD muss Symptom 1 oder 2 vorhanden sein und im Vordergrund stehen:

Symptome	Erläuterung
Symptom 1	
▶ depressive Stimmung	z. B. Trübsal, die typische Stimmung der Person über den Tag kann nicht aufrechterhalten werden; trauriger Gesichtsausdruck; flacher Affekt oder fehlender emotionaler Ausdruck; seltenes Lächeln oder Lachen, Weinen
oder	
▶ gereizte Stimmung	z. B. Beginn oder Verstärkung von physischer/verbaler Aggression als Reaktion auf geringe Auslöser, mit der die Person üblicherweise locker umgehen würde; verminderte Toleranzschwelle; wirkt mürrisch; verärgerter Gesichtsausdruck; Tätlichkeiten; selbstverletzendes Verhalten; spucken, fluchen, rumschreien
Symptom 2	
▶ Interessen- oder Freudverlust an Aktivitäten	z. B. Aktivitäten, die früher gerne gemacht wurden, werden nicht mehr genossen oder es wird weniger Zeit mit diesen Aktivitäten verbracht; Person nimmt an Aktivitäten freudlos teil; Person wird aggressiv, wenn sie dazu gebracht werden soll, an sozialen Aktivitäten teilzunehmen
oder	
▶ sozialer Rückzug	z. B. reduzierte soziale Interaktion; wirkt in sich gekehrt; verbringt mehr Zeit alleine als üblich; weniger Eigeninitiative bzgl. sozialer Interaktion; vermehrter Rückzug von Kontaktaufnahmen durch andere
oder	
▶ reduzierte Selbstfürsorge	z. B. reduzierter Wille für sich selbst zu sorgen; Verlust von dementsprechenden Fähigkeiten; Kooperation bei körperlicher Pflege durch andere wird verweigert
oder	
▶ Reduktion der Quantität von Sprache/Kommunikation	z. B. redet viel weniger als üblich oder gar nicht

INFO 2 / T

Kurzdarstellung der Symptome einer depressiven Störung bei Menschen mit geistiger Behinderung

Nach DC-LD müssen einige der folgenden Symptome vorhanden sein, sodass **mindestens vier** Symptome vorhanden sind:

Symptome	**Erläuterung**
Symptom 1 ▶ Energieverlust; erhöhte Lethargie	z. B. wirkt müde; verweigert oder regt sich über Aktivitäten auf, die mit körperlicher Anstrengung verbunden sind; verbringt viel Zeit mit Rumsitzen oder Rumliegen
Symptom 2 ▶ Verlust von Selbstvertrauen oder ▶ vermehrt rückversicherndes Verhalten; beginnende oder vermehrte Sorgen oder Ängstlichkeit	z. B. macht negative Selbstaussagen; bezeichnet sich als »schlechte« Person z. B. möchte Rückversicherung, eine »gute« Person zu sein
Symptom 3 ▶ vermehrt weinerlich	
Symptom 4 ▶ Beginn oder Verstärkung von somatischen Symptomen/gesundheitlichen Problemen	z. B. vermehrtes Klagen über Schmerzen oder Beschwerden; vermehrte Beschäftigung mit körperlicher Erkrankung; wiederholtes Zeigen von verschiedenen Körperteilen, damit die Bezugsperson diese kontrolliert
Symptom 5 ▶ Konzentrationsschwierigkeiten/ Ablenkbarkeit oder ▶ verstärkte Unentschlossenheit	z. B. geringere Produktivität bei der Arbeit; wirkt leicht ablenkbar; kann Aufgaben nicht beenden, die normalerweise geschafft werden; wird ärgerlich, wenn Aufgaben verlangt werden, für die Konzentration notwendig ist
Symptom 6 ▶ vermehrt spezifisches Problemverhalten	
Symptom 7 ▶ psychomotorische Agitiertheit oder ▶ psychomotorische Verlangsamung	z. B. setzt sich kaum hin; geht auf und ab; ist zappelig z. B. verlangsamte Bewegungen; weniger körperlich aktiv als üblich

INFO 2 / Kurzdarstellung der Symptome einer depressiven Störung bei Menschen mit geistiger Behinderung

T

3/3

Symptome	Erläuterung
Symptom 8 ▶ Beginn oder Verstärkung von Appetitstörungen oder ▶ signifikante Gewichtsveränderung	z. B. Appetitverlust (verweigert Mahlzeiten; auf Essen bezogenes Problemverhalten; wirft Essen auf den Boden etc.) oder gesteigerter Appetit (auf Essen fixiert; stiehlt Lebensmittel etc.) Verlust oder Zunahme von mind. 5 Prozent des Körpergewichts (ohne Diät zu halten)
Symptom 9 ▶ Beginn oder Verstärkung von Schlafschwierigkeiten	z. B. mindestens eine Stunde später einschlafen als üblich; unterbrochener Schlaf, bei dem die Person mindestens eine Stunde länger wach ist als üblicherweise und/oder mindestens eine Stunde früher als üblich aufwacht

AB 2 / Übersicht Anamneseerhebung

Patient: ....

Familienanamnese bzgl. psychischer Erkrankungen

....

....

....

....

....

....

Biographische Anamnese

(u.a. Meilensteine der Entwicklung)

....

....

....

....

....

....

(Problem-)Verhalten vor dem Auftreten von Symptomen

....

....

....

....

....

....

Übersicht Anamneseerhebung

Sozialanamnese

(aktuelles und früheres Funktionsniveau, höchstes Funktionsniveau, Familienstand, Wohn- und Arbeitssituation, soziale Unterstützung, gesetzliche Betreuung)

Psychiatrische Anamnese und aktuelle Symptomatik

(u. a. Eigen- und Fremdgefährdung, mögliche Auslöser der Symptomatik, aktuelle Belastungen, aufrechterhaltende Faktoren)

Medizinische Anamnese

(Ursache für geistige Behinderung, aktuelle körperliche Erkrankungen und Behinderungen, Art der Kommunikation von Schmerz oder Beschwerden)

Medikamenten- und Drogenanamnese

INFO 3 /

P

Was ist eine Depression?

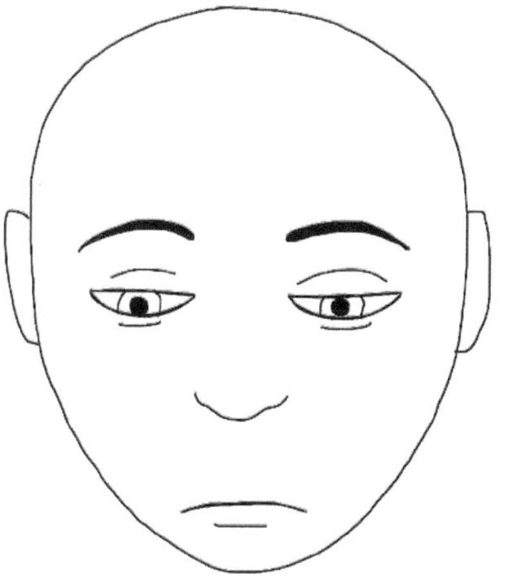

Manche Menschen sind immer traurig.
Oder dauernd schlecht gelaunt.
Und haben keine Freude mehr.
Oder nur ganz wenig.
Sie haben auch wenig Lust, was zu machen.
Und sind oft am liebsten allein.

Wenn es jemandem über lange Zeit so schlecht geht,
also länger als nur ein paar Tage,
dann ist man krank.
Dann sagt man, der Mensch ist depressiv.
Depression ist eine Krankheit.

Eine Depression haben ganz viele Menschen.
Eine Depression kann gut behandelt werden.
Dafür geht man zu einem Arzt.
Oder zu einem Psycho-Therapeuten.
Psycho-Therapeut ist ein schwieriges Wort.
Man spricht es so: Psü – cho – tera–peut.
Der Psycho-Therapeut hat gelernt bei Problemen zu helfen.

Eine Depression kann ein Arzt oder Psycho-Therapeut feststellen.
Dafür stellt er viele Fragen.
Manchmal bekommt man dann Medizin.
Und man kann mit einem Psycho-Therapeuten reden.
Dieses Sprechen nennt man Psycho-Therapie.

Informationen zur Depression für Bezugspersonen

Depressionen zählen zu den am häufigsten vorkommenden psychischen Erkrankungen. Dies gilt auch für Menschen mit geistiger Behinderung. Dieses Informationsblatt gibt Ihnen Auskunft über typische Symptome einer Depression sowie Hinweise dazu, wie Sie sich als Bezugsperson verhalten können.

Was ist eine Depression?

Eine Depression ist ein Zustand mit trauriger Stimmung, Verlust von Interesse oder Freude und Antriebslosigkeit. Hinzu kommen weitere typische Symptome wie z. B. sozialer Rückzug, Schlafstörungen, Einschränkungen im Denken und psychomotorische Erregung. Bei Menschen mit geistiger Behinderung kann sich eine Depression auch in dem Beginn oder der Verstärkung von Problemverhalten oder gereizter Stimmung äußern.
Für die Diagnose einer depressiven Störung müssen die Symptome mindestens zwei Wochen lang ununterbrochen vorhanden sein und Einschränkungen in der Alltagsbewältigung der Person bestehen.

Die beiden wichtigsten Symptome für eine Depression bei Menschen mit geistiger Behinderung sind:

- depressive oder gereizte Stimmung
- Interessen- oder Freudverlust an Aktivitäten oder sozialer Rückzug oder reduzierte Selbstfürsorge oder Reduktion der Quantität von Sprache/Kommunikation

Eines dieser Symptome muss durchgehend über einen Zeitraum von mindestens zwei Wochen bestehen. Hinzu müssen weitere Symptome kommen, sodass insgesamt mindestens vier Symptome gleichzeitig über diesen Zeitraum auftreten. Diese weiteren Symptome können sein:

- Energieverlust, erhöhte Lethargie
- Verlust von Selbstvertrauen oder vermehrt rückversicherndes Verhalten, beginnende oder vermehrte Sorgen oder Ängstlichkeit
- verstärkte Weinerlichkeit
- Beginn oder Verstärkung von somatischen Symptomen/gesundheitlichen Problemen
- Konzentrationsschwierigkeiten/Ablenkbarkeit oder verstärkte Unentschlossenheit
- vermehrt spezifisches Problemverhalten
- psychomotorische Agitiertheit oder psychomotorische Verlangsamung
- Beginn oder Verstärkung von Appetitstörungen oder Gewichtsveränderung von mindestens 5 Prozent des Körpergewichts
- Beginn oder Verstärkung von Schlafschwierigkeiten

Wichtig für die Diagnosestellung ist, dass die Symptome neu auftreten oder sich deutlich gegenüber dem üblichen Zustand der Person verstärkt haben.

INFO 4 /

Informationen zur Depression für Bezugspersonen

Was können Sie als Bezugsperson tun?

- **Akzeptieren Sie die Depression als Erkrankung.** Eine Depression ist eine ernstzunehmende Erkrankung, die das gesamte Erleben, Denken, Fühlen und Verhalten einer Person beeinträchtigt.
- **Suchen Sie professionelle Hilfe.** Wie bei anderen Krankheiten auch sollten die Betroffenen eine professionelle Einschätzung einholen. Unterstützen Sie den Betroffenen dabei, einen geeigneten Arzt oder Psychotherapeuten oder eine geeignete Klinik zu finden. Begleiten Sie den Betroffenen ggf. zum ersten Termin.
- **Unterstützen Sie den Betroffenen bei der Behandlung.** Da Menschen mit geistiger Behinderung teilweise Schwierigkeiten haben, ihre Beschwerden gut mitzuteilen, ist es wichtig, dass Sie als Bezugsperson dem Arzt oder Psychotherapeuten ergänzende Auskünfte geben können. Informieren Sie sich daher über die Erkrankung Depression. Im Verlauf der Behandlung kann es wichtig sein, dass Sie den Betroffenen zur aktiven Teilnahme an der Therapie ermutigen und ihn bei der Umsetzung von Inhalten aus der Therapie unterstützen. Außerdem ist ein regelmäßiger Austausch im Dreiergespräch mit dem Betroffenen und dem Behandler über die Entwicklung der Symptome hilfreich. Hierbei ist selbstverständlich das Einverständnis des Betroffenen Voraussetzung.
- **Sorgen Sie für einen regelmäßigen Tagesablauf.** Unterstützen Sie den Betroffenen darin, dass die tägliche Routine beibehalten wird (z. B. morgens zur gleichen Zeit aufstehen, regelmäßige Mahlzeiten, Körperpflege). Versuchen Sie, gemeinsame Aktivitäten beizubehalten.
- **Bleiben Sie geduldig.** Vermehrtes Klagen oder sich von der Umwelt zurückzuziehen sind Symptome der Depression. Seien Sie daher mit dem Betroffenen geduldig und tun Sie die Klagen und Ängste des Betroffenen nicht als übertrieben ab. Signalisieren Sie dem Betroffenen auch bei Rückzug, dass Sie da sind und sich nicht abwenden. Nehmen Sie den Rückzug oder einen Mangel an (positiven) Gefühlen nicht persönlich. Diskutieren Sie nicht über die Wahrnehmung des Betroffenen (z. B. dass seine Sorgen unbegründet sind). Unterstützen Sie den Betroffenen damit, dass Sie ihn daran erinnern, dass die Depression eine Erkrankung ist, die sich gut behandeln lässt und die vorübergeht.
- **Überfordern Sie sich nicht.** Eine depressive Person kann für die Bezugspersonen sehr belastend sein. Zum einen sollten Sie daher weiterhin Ihren Interessen nachgehen und weiterhin den Kontakt zu Freunden pflegen. Zum anderen ist es wichtig, dass Sie Ihre eigene Belastbarkeitsgrenze kennen und sich um Hilfe für sich selbst kümmern, wenn Sie stark belastet sind. Beratung können Sie z. B. beim sozialpsychiatrischen Dienst erhalten. Wenn Sie im Rahmen Ihrer beruflichen Tätigkeit (z. B. als Betreuer) Unterstützung benötigen, können Sie z. B. eine Supervision in Anspruch nehmen.

AB 3 /

Wie Sie eine Depression bei sich erkennen können

Zu einer Depression gehören viele verschiedene Symptome.
Ein Symptom ist ein Anzeichen dafür,
dass jemand krank sein kann.

Wenn man rausfinden will,
ob man eine Depression hat,
schaut man nach diesen Anzeichen.

Hier ist eine lange Liste mit Symptomen.
Diese Anzeichen haben viele Menschen mit einer Depression.
Die meisten haben aber nicht alle Anzeichen.

Überlegen Sie gemeinsam mit Ihrem Therapeuten:
Welche Symptome haben Sie?
Machen Sie dann ein Kreuz in das Kästchen.

Am Ende ist noch Platz für mehr Symptome.

- ☐ Ich bin meistens traurig.
- ☐ Ich lache viel weniger als sonst.
- ☐ Ich habe keine Lust, irgendwas zu machen.
- ☐ Ich habe viel weniger Spaß bei den Sachen, die ich mache.
- ☐ Mir ist alles egal.
- ☐ Ich mag mich nicht mehr mit Freunden treffen.
- ☐ Ich habe keine Lust, was mit anderen zusammen zu machen.
- ☐ Ich bleibe oft in meinem Zimmer.
- ☐ Ich telefoniere weniger.
- ☐ Ich will meine Ruhe haben.
- ☐ Mir ist egal wie ich aussehe (z. B. kämme ich mich nicht mehr).
- ☐ Ich dusche oder wasche mich weniger.
- ☐ Ich wasche meine Kleider nicht mehr.
- ☐ Ich rede viel weniger als sonst.

AB 3 /

Wie Sie eine Depression bei sich erkennen können

P

- ☐ Ich fühle mich oft ganz schlapp.
- ☐ Ich sitze am liebsten nur rum.
- ☐ Ich liege auch am Tag viel in meinem Bett oder auf dem Sofa.
- ☐ Ich bin müder als sonst.
- ☐ Alles ist irgendwie anstrengend.
- ☐ Ich denke schlecht über mich.
- ☐ Ich bin eine »schlechte« Person.
- ☐ Ich traue mir weniger zu als sonst.
- ☐ Ich frage häufiger andere Leute, ob ich was gut gemacht habe.
- ☐ Ich möchte öfter von anderen hören, dass ich OK bin.
- ☐ Ich bin mehr unsicher als sonst.
- ☐ Ich weine öfter als sonst.
- ☐ Ich jammere öfter als sonst.
- ☐ Ich habe öfter Bauchweh oder Kopfweh oder andere Schmerzen.
- ☐ Ich kann meine Arbeit nicht mehr so gut machen.
- ☐ Ich rege mich über zu schwierige Aufgaben auf.
- ☐ Ich höre mit Aufgaben auf, bevor sie fertig sind.
- ☐ Ich kann mich oft nicht entscheiden.
- ☐ Ich meckere viel.
- ☐ Ich beschimpfe andere mehr als sonst.
- ☐ Ich rege mich schneller auf als sonst.
- ☐ Ich schreie andere öfter an als sonst.
- ☐ Ich schlage manchmal andere.
- ☐ Ich spucke andere an oder kratze sie.
- ☐ Ich schlage manchmal mich selbst.
- ☐ Ich beiße manchmal mich selbst.
- ☐ Ich kratze mich blutig.
- ☐ Ich mache Sachen mit Absicht kaputt.
- ☐ Ich bin viel zappeliger als sonst.
- ☐ Ich mache alles viel langsamer als sonst.
- ☐ Ich habe weniger Hunger als sonst.

AB 3 /

Wie Sie eine Depression bei sich erkennen können

- ☐ Ich habe mehr Hunger als sonst.
- ☐ Ich kann schlecht einschlafen.
- ☐ Ich wache morgens viel zu früh auf.
- ☐ Ich schlafe viel mehr als sonst.
- ☐ ....
- ☐ ....
- ☐ ....
- ☐ ....
- ☐ ....

KAPITEL 2 /

Beginn der Therapie

2.1 Hintergrund und Einführung

Der Therapiebeginn stellt eine wichtige Phase im Therapieprozess dar. In den probatorischen Sitzungen werden günstige Ausgangsbedingungen für die weitere therapeutische Zusammenarbeit geschaffen. Ein Schwerpunkt für diese Anfangsphase liegt in der Etablierung einer tragfähigen Therapeut-Patient-Beziehung. Weitere Schwerpunkte beinhalten das Sammeln von (problembezogenen) Informationen sowie die Informationsvermittlung bezüglich der organisatorischen und therapeutischen Rahmenbedingungen.

Beziehungsaufbau

Ein wichtiges Ziel für die ersten Sitzungen besteht darin, eine kooperative Therapeut-Patient-Beziehung aufzubauen. Die Rollenverteilung zwischen Therapeut und Patient ist zu Beginn noch nicht etabliert. Daher gilt es, die Rollen von Therapeut und Patient Schritt für Schritt zu klären und danach zu handeln. Psychotherapeutische Hilfe aufzusuchen, ist für viele Patienten mit widersprüchlichen Gedanken und Gefühlen verbunden. So können Ängste, Unsicherheiten und Befürchtungen gegenüber Psychotherapie vorhanden sein. Darüber hinaus haben Patienten häufig die Vorstellung, dass sie als verrückt gelten, und schämen sich, wenn sie therapeutische Hilfe in Anspruch nehmen.
Bei Menschen mit geistiger Behinderung kommt hinzu, dass die Initiative für das Aufsuchen eines Psychotherapeuten häufig vom Umfeld des Patienten ausgeht. Nicht selten ist das Erstgespräch die erste Begegnung mit einem Psychotherapeuten. Beim Erstkontakt ist vielen Menschen mit einer geistigen Behinderung daher unklar, was sie erwartet. Dies sollte dem Behandler bewusst sein und beim Beziehungsaufbau berücksichtigt werden.
Bei der Behandlung von Menschen mit einer geistigen Behinderung kann dies bedeuten, dass zum Beispiel zunächst erklärt werden muss, was ein Psychotherapeut ist, was unter Psychotherapie verstanden wird und welche Probleme mit einer Psychotherapie behandelt werden können. Diese Erklärungen und die Notwendigkeit einer einfachen Sprache (vgl. Einführung) können dazu führen, dass der Beziehungsaufbau länger dauert (LPK-BW, 2014).
Darüber hinaus machen Menschen mit einer geistigen Behinderung häufig die Erfahrung, dass Untersuchungen und Behandlungen ohne eigene Kontrollmöglichkeit durchgeführt und sie nicht in Entscheidungsprozesse eingebunden werden. Daher ist es wichtig, dem Patienten von Beginn an zu vermitteln, dass seine Belange und seine Ziele zentral für die therapeutische Arbeit sind. Patienten sollten dazu ermutigt werden, selbstbestimmt zu handeln (z. B. bei der Formulierung von Therapiezielen). Dem Patienten soll somit das Erleben von Autonomie und Vertrauen in die eigenen Fähigkeiten im Rahmen der therapeutischen Beziehung ermöglicht werden (Stahl, 2003). Dies ist insbesondere auch bezüglich des Aufbaus von Motivation zur Mitarbeit und Arbeitsorientierung im Rahmen der Therapie wichtig (Morin et al., 2010).

Informationssammlung

Ebenfalls zu den wichtigsten Schwerpunkten der Anfangsphase gehört das Sammeln von Informationen zur Symptomatik sowie zu den Erwartungen an den Psychotherapeuten bzw. die Psychotherapie (Kanfer et al., 2005). Diese Information bildet im Anschluss die Grundlage für erste therapeutische Überlegungen.
Die Einbeziehung von Bezugspersonen ist bereits zu Beginn der Therapie wichtig. Für die Diagnostik ist die Erhebung einer Fremdanamnese als obligatorisch anzusehen (Geisenberger-Samaras, 2014; Schmidt & Meir, 2014; Morin et al., 2010). So sind Eltern, Mitarbeiter von Werkstätten, Wohngruppen oder dem ambulant betreuten Wohnen, Betreuer von Freizeit- und Gruppenangeboten, beteiligte Personen aus dem Gesundheitswesen je nach Bedeutung für den Patienten in die Psychotherapie einzubeziehen.
Zunächst sollte im Erstgespräch geklärt werden, was der Anlass für die Behandlung ist (Kanfer et al., 2005). Insbesondere bei Menschen mit einer geistigen Behinderung ist es wichtig zu erfragen, wer das Erstgespräch aus welchen Gründen initiiert hat. Häufig werden die Patienten von Betreuern oder Angehörigen zur Therapie angemeldet. Daher sollte der Therapeut sowohl den Patienten als auch eine begleitende Bezugsperson fragen, warum jetzt (und nicht früher oder später) therapeutische Hilfe aufgesucht wird. Des Weiteren gilt es, die Symptomatik zu erfragen, wegen der die Therapie

aufgesucht wird. Auf diese diagnostische Abklärung einer psychischen Störung bei Menschen mit einer geistigen Behinderung wird in der Einführung eingegangen. Wie bei normalintelligenten Patienten sollten im Erstgespräch neben der bestehenden Symptomatik zudem anamnestische Daten, das subjektive Erklärungsmodell des Patienten (und seiner Bezugspersonen), Ressourcen und Kompetenzen sowie die Ziele des Patienten und seiner Bezugspersonen erfragt und miteinander abgeglichen werden.

Im Sinne der Etablierung einer guten Therapiebeziehung und zum Abbau von anfänglichen Unsicherheiten auf Seiten des Patienten bietet es sich bei Menschen mit einer geistigen Behinderung an, zunächst Fragen zu Ressourcen und Kompetenzen (z. B. Interessen oder Hobbys) zu stellen und eventuell bestehende Gemeinsamkeiten herauszustellen, bevor auf schwierigere oder unangenehme Themenbereiche (z. B. Symptomatik) eingegangen wird.

Darüber hinaus sollte im Rahmen der Probatorik eine Analyse der Erwartungen an die Therapie sowie der Therapiemotivation des Betroffenen erfolgen. Dies ist vor allem bei Patienten wichtig, die sich nicht selbst beim Therapeuten gemeldet haben, sondern von einer Bezugsperson angemeldet wurden. Kommt der Betroffene auf eigenen Wunsch oder auf Veranlassung oder Druck anderer Personen? Hinsichtlich der Erwartungen gegenüber der Psychotherapie ist es besonders wichtig, bei Menschen mit einer geistigen Behinderung die Erwartungen des Betroffenen und seiner Bezugspersonen zu erfragen, um auch (implizite) Ziele und Erwartungen des Umfelds frühzeitig erkennen zu können (Geisenberger-Samaras, 2014). Häufig zeigen sich hier Diskrepanzen, die in der Anfangsphase miteinander abgeglichen werden müssen. Zudem sollten unrealistische Erwartungen benannt und korrigiert werden. Um Enttäuschungen möglichst zu vermeiden, sollte der Therapeut in diesem Zusammenhang auch darüber aufklären, welche Erwartungen von seiner Seite bzgl. der Mitarbeit des Patienten, aber auch seines Umfelds bestehen. Die Bereitschaft, auch der Bezugspersonen, bei der Therapie aktiv mitzuarbeiten ist eine zentrale Wirkgröße für den Erfolg einer Therapie.

Hinsichtlich der Interventionsplanung sind zudem die kommunikativen Fertigkeiten des Menschen mit einer geistigen Behinderung von großer Bedeutung und sollten daher im Rahmen der Probatorik erfasst werden. Darüber hinaus muss sich der Therapeut mit der Frage auseinander setzen, ob die berichtete Symptomatik prinzipiell behandelbar ist und ob er sich für die Behandlung ausreichend kompetent fühlt. Abschließend sollten Patient und Bezugsperson über die Behandlungsmöglichkeiten aufgeklärt werden.

Informationsvermittlung

Vor dem Hintergrund des Wunsches und Rechts des Patienten nach Aufklärung und Information gehört es zu Therapiebeginn zu den Aufgaben des Therapeuten, den Patienten zum einen über die Symptomatik und deren Verlauf, zum anderen über die Rahmenbedingungen und Prinzipien der Behandlung aufzuklären. Insbesondere bei der Informationsvermittlung ist die Verwendung einfacher Sprache zentral (vgl. Einführung).

Da Menschen mit einer geistigen Behinderung häufig keine oder nur sehr vage Vorstellungen über eine Psychotherapie haben, sollte der Therapeut zunächst darüber aufklären, was der Begriff Psychotherapie meint, was unter einem Psychotherapeuten zu verstehen ist und welche Gründe es gibt, eine Psychotherapie in Anspruch zu nehmen. Darüber hinaus müssen Menschen mit einer geistigen Behinderung gleich wie normalintelligente Patienten über die Schweigepflicht, das Therapieverfahren und die Rahmenbedingungen der Therapie informiert werden. Diese Information sollte dem Patienten schriftlich mitgegeben werden (Geisenberger-Samaras, 2014). In diesem Kapitel werden Ihnen daher Arbeitsblätter in einfacher Sprache zur Erleichterung der Informationsvermittlung zur Verfügung gestellt.

2.2 Überblick Arbeitsmaterialien

In diesem Kapitel finden Sie folgende Arbeitsmaterialien:

- INFO 5 / *Was ist Psycho-Therapie?* Dieses Informationsblatt für Patienten erklärt in einfacher Sprache den Begriff Psychotherapie, mögliche Anlässe und Gründe für den Beginn sowie mögliche Ziele einer Psychotherapie.
- INFO 6 / *Was ist ein Psycho-Therapeut?* Dieses Informationsblatt für Patienten erklärt in einfacher Sprache den Begriff Psychotherapeut und dessen Aufgaben.
- INFO 7 / *Was macht man in der Psycho-Therapie?* Dieses Informationsblatt für Patienten erklärt in einfacher Sprache mögliche Inhalte und Rahmenbedingungen von Therapiesitzungen.

- INFO 8 / *Das ist bei der Psycho-Therapie wichtig!* Dieses Informationsblatt für Patienten erklärt in einfacher Sprache grundlegende Aspekte, die für eine erfolgreiche Therapie wichtig sind (Eigenverantwortung des Patienten, Therapie ist mit Anstrengung verbunden und benötigt Zeit).
- INFO 9 / *Welche Arten von Psycho-Therapie gibt es?* Dieses Informationsblatt für Patienten erklärt in einfacher Sprache die drei Therapieverfahren, für die auf Antrag die Kosten von den gesetzlichen Krankenkassen übernommen werden.
- INFO 10 / *Was ist Schweigepflicht?* Dieses Informationsblatt für Patienten erklärt in einfacher Sprache den Begriff Schweigepflicht.
- INFO 11 / *Wie läuft die Psycho-Therapie ab?* Dieses Informationsblatt für Patienten erklärt in einfacher Sprache organisatorische und formale Abläufe einer Psychotherapie.
- INFO 12 / *Information zu Psychotherapie für Bezugspersonen*: Dieses Informationsblatt für Bezugspersonen gibt Auskunft über formale, organisatorische und inhaltliche Aspekte von Psychotherapie. Darüber hinaus werden Informationen zu Schweigepflicht, der Wirksamkeit von Psychotherapie und der drei Therapieverfahren, für die auf Antrag die Kosten von den gesetzlichen Krankenkassen übernommen werden, gegeben.

INFO 5 / Was ist Psycho-Therapie?

Psycho-Therapie ist ein schwieriges Wort.
Man spricht es so: Psü – cho – tera – pie.
Psycho meint das, wie es einem innen drin geht.
Ein anderes Wort dafür ist Seele.
Therapie ist ein anderes Wort für Behandlung.
Psycho-Therapie ist also eine Behandlung der Seele.

Menschen können auch in der Seele krank werden.
Weil Sie Angst oder Sorgen haben.
Oder weil Sie immer traurig sind.
Oder etwas Schlimmes erlebt haben.
Oder man mag sich selbst nicht mehr.

Damit es Ihnen innen drin besser geht,
gibt es die Psycho-Therapie.
Da spricht man über seine Probleme.

Man macht Psycho-Therapie,

- wenn man selber nichts machen kann, dass es einem besser geht,
- wenn es einem schon lange nicht so gut geht,
- wenn Freunde, Betreuer oder Familie einem auch nicht mehr helfen können.

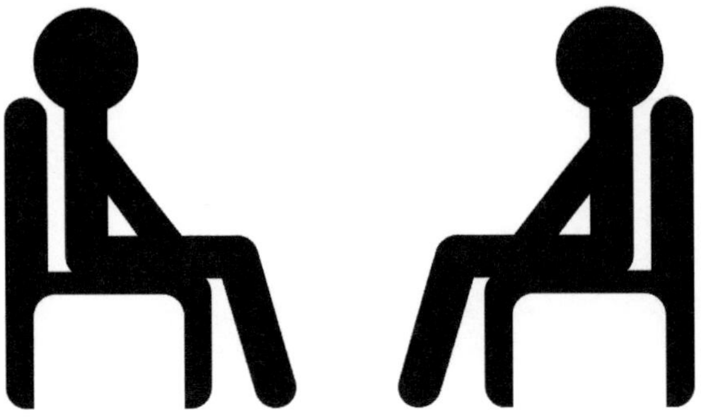

INFO 5 /

Was ist Psycho-Therapie?

Was ist das Ziel von Psycho-Therapie?

Am Anfang der Psycho-Therapie fragt der Psycho-Therapeut,
warum man zur Psycho-Therapie kommt.
Das kann sehr verschieden sein.
Manche Leute möchten selbst-bewusster werden.
Andere Leute möchten ohne Angst leben.
Oder besser mit anderen Leuten klarkommen.
Oder etwas anderes.

Das Ziel von Psycho-Therapie ist das,
was der Patient erreichen möchte.
Manchmal möchten andere Leute,
dass der Patient sich ändert.
Der Psycho-Therapeut hilft aber nur,
wenn der Patient das auch möchte.
Der Patient bestimmt das Ziel.

INFO 6 /

P

Was ist ein Psycho-Therapeut?

Psycho-Therapeut ist ein schwieriges Wort.
Man spricht es so: Psü – cho – tera – peut.
Psycho-Therapeut ist ein Beruf.
Ein Psycho-Therapeut hat studiert.
Er hat gelernt wie er Menschen helfen kann,
wenn es ihnen lange Zeit nicht so gut geht.
Oder wenn sie Schwierigkeiten im Leben haben.

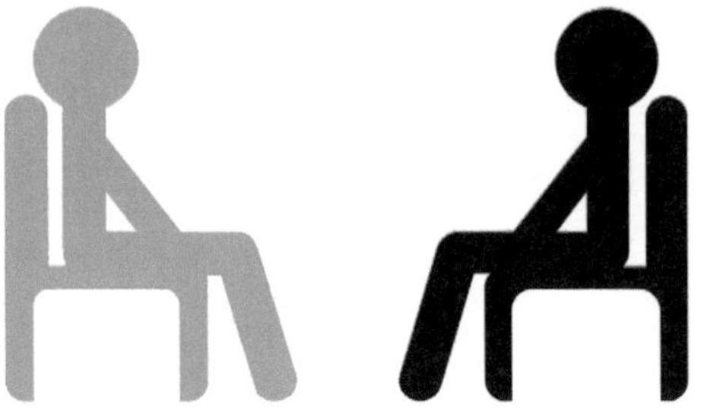

Ein Psycho-Therapeut ist jemand,
mit dem man über Probleme reden kann.
Und dann gemeinsam Lösungen sucht.
Einem Psycho-Therapeuten dürfen Sie alles erzählen.
Auch wenn es Ihnen peinlich ist.
Oder auch Sachen, die Sie traurig machen.
Oder wenn Sie sich ärgern.
Oder etwas, das Sie noch nie jemandem erzählt haben.
Der Psycho-Therapeut denkt trotzdem gut über den Patienten.
Der Psycho-Therapeut schimpft nicht mit dem Patienten.
Er macht dem Patienten auch keine Vorschriften.

Ein Psycho-Therapeut ist die ganze Zeit für den Patienten da.
Das ist sein Beruf.
Er bekommt für die Gespräche mit dem Patienten Geld.
Das ist sein Lohn.
Der Psycho-Therapeut und der Patient werden keine Freunde.
Und auch kein Liebespaar.
Das ist verboten.

Der Psycho-Therapeut wird nichts weitererzählen.
Er hat nämlich Schweigepflicht.
Mehr dazu erfahren Sie auf der INFO 10.

INFO 7 /

Was macht man in der Psycho-Therapie?

P

In der Psycho-Therapie redet der Patient meistens mit dem Psycho-Therapeuten.
Der Patient redet über seine Probleme.
Und man versucht gemeinsam,
diese Probleme zu lösen.
Manchmal redet der Patient auch über seine Kindheit.
Manchmal macht man auch Entspannung in der Psycho-Therapie.
Oder übt gemeinsam, wie sich der Patient anders verhalten kann.
Zum Beispiel wie er besser sagen kann,
wie es ihm innen drin geht.
Oder wie er wieder mehr schöne Sachen machen kann.
Oder wie er schlechte Gedanken stoppen kann.

Der Patient redet mehr als der Psycho-Therapeut.
Der Psycho-Therapeut hört zu.
Und ist für den Patienten da.
Auch wenn sich der Patient traurig fühlt.
Oder ihm etwas peinlich ist.
Auch wenn der Patient einen Fehler gemacht hat.

Der Psycho-Therapeut und der Patient überlegen zusammen,
was der Patient in seinem Leben anders machen möchte.
Damit es dem Patienten besser geht.
Der Therapeut hat Ideen,
wie der Patient etwas anders machen kann.
Der Patient entscheidet,
ob er das machen möchte.

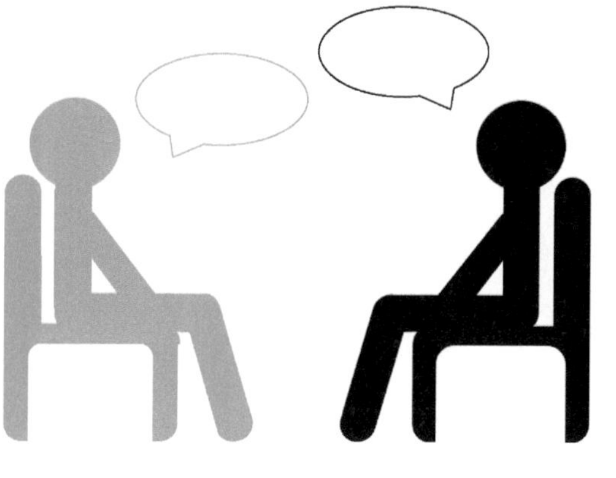

INFO 8 /

P

Das ist bei der Psycho-Therapie wichtig

Eine Psycho-Therapie hat ein Ziel.
Nämlich, dass es dem Patienten wieder besser geht.
Dafür muss der Patient sich oder etwas in seinem Leben ändern.
Der Psycho-Therapeut will dem Patienten dabei helfen.
Er wird aber die Probleme nicht für den Patienten lösen.
Der Patient muss sich selbst ändern.
Andere Menschen kann die Psycho-Therapie nicht ändern.
Auch wenn das der Patient vielleicht möchte.
Der Psycho-Therapeut kann nur helfen,
wie der Patient sich selber ändern kann.

Eine Psycho-Therapie ist anstrengend.
Manchmal wird der Patient bei der Psycho-Therapie traurig,
weil er an traurige Geschichten oder Erlebnisse denkt.
Oder es fällt ihm schwer etwas zu erzählen,
weil es peinlich ist.
Aber das Erzählen tut auch gut.
Meistens geht es dem Patienten nach der Psycho-Therapie besser.
Weil er mutiger geworden ist.
Oder weil er wieder mehr gute Gedanken hat.

Eine Psycho-Therapie braucht Zeit.
Der Patient und der Psycho-Therapeut treffen sich meistens jede Woche.
Oder jede zweite Woche.
Es gibt viele Treffen.
Meistens über 20.

INFO 9 /

P

1/4

Welche Arten von Psycho-Therapie gibt es?

Es gibt verschiedenen Arten von Psycho-Therapie.
3 werden von der Krankenkasse bezahlt.
Diese 3 Arten heißen:

- analytische Psycho-Therapie
- tiefen-psychologisch fundierte Psycho-Therapie
- Verhaltens-Therapie

Auf den nächsten Seiten bekommen Sie kurze Informationen zu diesen 3 Arten Psycho-Therapie.

INFO 9 /
Welche Arten von Psycho-Therapie gibt es?

Analytische Psycho-Therapie

In dieser Therapie geht es um das,
was Sie als Kind erlebt haben.
Manchmal kann das etwas Trauriges sein.
Oder etwas, was Ihnen Angst gemacht hat.
Oder was Ihnen peinlich war.
Das kann heute noch in Ihnen stecken.
Auch wenn Sie das gar nicht merken oder erinnern.
Und das kann dazu führen,
dass es Ihnen heute schlecht geht.
Oder dass Sie Probleme mit anderen Leuten haben.

Viele Gefühle und Probleme,
die Sie jetzt haben,
kommen also aus der Kindheit.
Der Psycho-Therapeut hilft Ihnen,
das rauszufinden und zu verstehen.

Dafür erzählen Sie dem Psycho-Therapeuten,
was Ihnen durch den Kopf geht.
Und wie Sie sich innen drin fühlen.
Der Therapeut hört Ihnen dabei gut zu.
Aber sagt nur ganz wenig.

Bei dieser Therapie liegen Sie auf einer gemütlichen Liege.
Sie können meistens den Psycho-Therapeuten gar nicht angucken.
Damit Sie ganz frei erzählen können.

INFO 9 /
Welche Arten von Psycho-Therapie gibt es?

Tiefen-psychologisch fundierte Psycho-Therapie

In dieser Therapie geht es um das,
was Sie in Ihrer Kindheit erlebt haben.
Manchmal kann das etwas Trauriges sein.
Oder etwas was Ihnen Angst gemacht hat.
Oder was Ihnen peinlich war.
Das kann heute noch in Ihnen stecken.
Auch wenn Sie das gar nicht merken oder erinnern.
Und das kann dazu führen,
dass es Ihnen heute schlecht geht.
Oder dass Sie Probleme mit anderen Leuten haben.

Es kann Ihnen auch schlecht gehen,
weil Sie als kleines Kind Gewalt erfahren haben.
Oder weil Ihre Eltern sich nicht um Sie gekümmert haben.

Viele Gefühle und Probleme,
die Sie jetzt haben,
kommen also aus der Kindheit.
Der Psycho-Therapeut hilft Ihnen,
das rauszufinden und zu verstehen.
Und unterstützt Sie,
wie Sie Probleme mit anderen besser lösen können.

Sie sitzen dem Psycho-Therapeuten gegenüber.
Der Psycho-Therapeut stellt Fragen.
Und Sie erzählen ihm,
was Ihnen durch den Kopf geht.
Und wie Sie sich innen drin fühlen.

INFO 9 /

Welche Arten von Psycho-Therapie gibt es?

Verhaltens-Therapie

Bei dieser Therapie hilft Ihnen der Psycho-Therapeut dabei,
rauszufinden, warum es Ihnen schlecht geht.
Und warum es Ihnen nicht von allein besser geht.
Dafür bespricht er mit Ihnen,
was jetzt in Ihrem Leben schwierig ist,
aber auch was früher schwierig war.

Gemeinsam mit dem Psycho-Therapeuten vereinbaren Sie Ziele für die Psycho-Therapie.
Der Psycho-Therapeut macht dann Vorschläge,
was Sie anders machen können.
Damit es Ihnen wieder besser geht.
Manchmal sollen Sie erzählen oder aufschreiben,
was Sie in einer schwierigen Situation gemacht haben.
Und wie Sie sich dann gefühlt haben.
Oder Sie üben mit dem Psycho-Therapeuten,
wie Sie sich anders verhalten können.
Zum Beispiel wie Sie wieder mehr schöne Sachen machen können.
Oder wie Sie schlechte Gedanken stoppen können.
Oder wie Sie wieder Sie mit starken Gefühlen umgehen können.
Der Psycho-Therapeut hilft Ihnen also dabei,
Ihr Verhalten zu ändern.
Damit es Ihnen wieder besser geht.

Sie sitzen dem Psycho-Therapeut gegenüber.
Der Psycho-Therapeut stellt Fragen.
Und Sie erzählen ihm,
was Ihnen durch den Kopf geht.
Und wie Sie sich innen drin fühlen.

INFO 10 / Was ist Schweige-Pflicht?

P

Ein Psycho-Therapeut darf nicht weitererzählen,
was der Patient ihm gesagt hat.
Das nennt man Schweige-Pflicht.

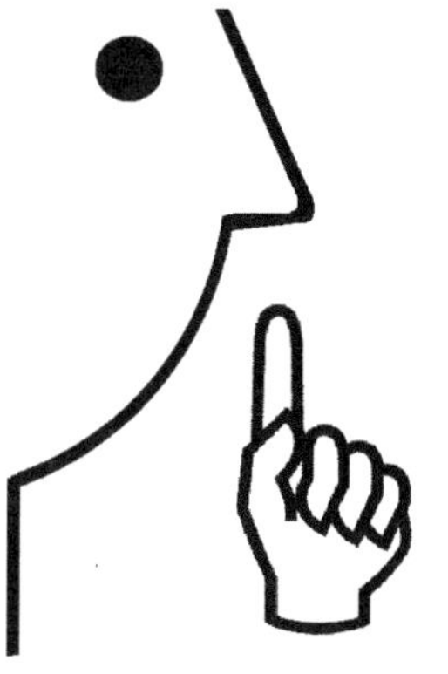

Der Psycho-Therapeut erzählt anderen Leuten
nur von der Psycho-Therapie,
wenn Sie das erlauben.
Sonst verrät er niemandem, was Sie erzählt haben.

Es gibt aber eine Ausnahme:
Manchmal weiß der Psycho-Therapeut selbst bei einem Problem nicht weiter.
Oder er macht sich große Sorgen wegen der Psycho-Therapie.
Dann kann er mit einem anderen Psycho-Therapeuten darüber reden.
Der andere Therapeut hilft ihm dann, was er anders machen kann.

INFO 11 /

P

Wie läuft die Psycho-Therapie ab?

Eine Therapie-Stunde ist,
wenn der Psycho-Therapeut und der Patient sich treffen.
Die Therapie-Stunde dauert 50 Minuten.
Die Stunde fängt pünktlich an.
Und hört pünktlich auf.
Der Patient muss deswegen rechtzeitig da sein.

Meistens treffen sich der Psycho-Therapeut und der Patient einmal in der Woche.
Oder alle 2 Wochen.
Manchmal kann der Patient nicht zu einer Therapie-Stunde kommen.
Weil er krank ist.
Dann muss der Patient die Stunde absagen.
Am besten schon einen Tag vor der Therapie-Stunde.

Am Anfang der Psycho-Therapie lernen sich der Patient und der Psycho-Therapeut kennen.
Dafür können sich die beiden ein paar Mal treffen.
Der Patient erzählt über seine Probleme.
Der Psycho-Therapeut erklärt, was sie gemeinsam gegen die Probleme tun können.
Dann sagen der Psycho-Therapeut und der Patient:
Ja, wir möchten zusammen an den Problemen arbeiten.
Oder: Nein, wir möchten nicht zusammen arbeiten.

INFO 11 / P

Wie läuft die Psycho-Therapie ab?

Wenn beide wollen,
muss man einen Antrag bei der Krankenkasse stellen.
Das heißt, dass man die Krankenkasse fragt,
ob man die Psycho-Therapie machen darf.
Der Psycho-Therapeut schreibt diesen Antrag.
Der Patient oder der gesetzliche Betreuer müssen den Antrag unterschreiben.
Dann wird der Antrag an die Krankenkasse geschickt.
Wenn die Krankenkasse ja sagt,
bezahlt die Krankenkasse die Therapie.
Der Patient bezahlt nichts.
Wenn die Krankenkasse ja sagt,
kann die Psycho-Therapie starten.
Die Therapie dauert lange.
Meistens ein halbes oder ganzes Jahr.
Manchmal auch länger.

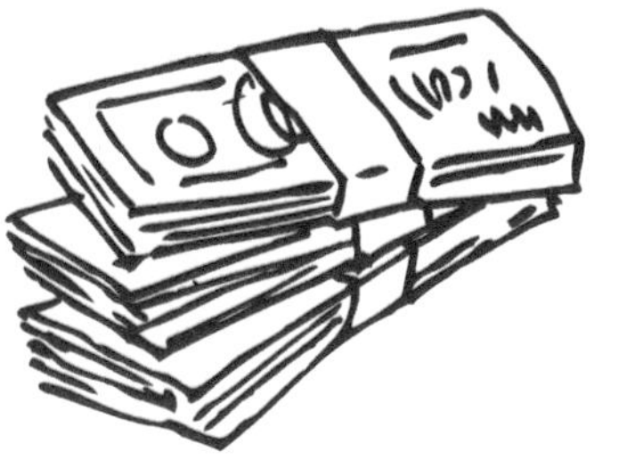

Information zu Psychotherapie für Bezugspersonen

Psychische Störungen bei Menschen mit einer geistigen Behinderung

Bei Menschen mit einer geistigen Behinderung geht die Weltgesundheitsorganisation (WHO) von einer drei- bis vierfach erhöhten Krankheitshäufigkeit im Vergleich zu Menschen ohne geistige Behinderung aus. Menschen mit einer geistigen Behinderung können an allen psychischen Störungen erkranken wie Nichtbehinderte. Die psychische Störung kann sich allerdings in ihrem Erscheinungsbild etwas unterscheiden. Zudem kann es bei Menschen mit einer geistigen Behinderung zum Beginn oder zur Verstärkung von Problemverhalten kommen, was häufig Anlass für das Aufsuchen professioneller Unterstützung ist. Meist sind es hierbei die Bezugspersonen (z. B. Wohnheimbetreuer, Eltern, Werkstättenleiter, gesetzliche Betreuer), die aufgrund der psychischen Probleme und Verhaltensauffälligkeiten von Menschen mit einer geistigen Behinderung die Initiative ergreifen, weil die Person mit einer geistigen Behinderung ihre Aufgaben nicht mehr bewältigen kann, starke, andauernde Konflikte mit anderen Personen hat oder Fähigkeiten zur Alltagsbewältigung (z. B. Körperhygiene) verloren hat.

Psychotherapie

Psychotherapie ist Bestandteil der Heilkunde und zielt darauf, psychische Erkrankungen zu lindern und zu heilen. Sie beruht auf wissenschaftlich anerkannten Therapieverfahren (s. u.) und sollte nur von Psychotherapeuten durchgeführt werden, weil sie eine staatlich geregelte Ausbildung gemacht und eine Behandlungserlaubnis (Approbation) haben. Eine Psychotherapie findet überwiegend als strukturiertes Gespräch statt. Es können aber auch andere Ausdrucksmöglichkeiten (z. B. Malen) zum Einsatz kommen. Bezugspersonen können in die Therapie einbezogen werden. Insbesondere bei Menschen mit einer geistigen Behinderung ist die Einbeziehung von Bezugspersonen wichtig für eine erfolgreiche Behandlung.

Psychotherapie kann jeder gesetzlich Versicherte bekommen. Patienten oder deren Angehörige können sich direkt an einen Psychotherapeuten wenden. Eine Überweisung ist nicht notwendig. Bei Privatversicherten muss der Patient oder sein gesetzlicher Vertreter die Kostenübernahme bei der Versicherung beantragen.

Das Ziel der ersten Termine besteht in einem gegenseitigen Kennenlernen sowie der Abklärung, ob eine behandlungsbedürftige Krankheit vorliegt. Hierbei verschafft sich der Psychotherapeut einen Überblick über die Beschwerden des Patienten, in dem er den Patienten hierzu befragt. Bei Menschen mit einer geistigen Behinderung werden häufig Bezugspersonen einbezogen, damit diese die Angaben des Patienten ergänzen können. Darüber hinaus soll in den ersten Terminen eine tragfähige, vertrauensvolle Beziehung zwischen Patient und Psychotherapeut aufgebaut werden. Diese ersten Termine werden »probatorische Sitzungen« genannt und werden von den gesetzlichen Krankenkassen übernommen ohne dass ein Antrag gestellt werden muss. Je nach Therapieverfahren stehen fünf bis acht probatorische Sitzungen zur Verfügung. Spätestens nach diesen Sitzungen muss ein Antrag auf Psychotherapie bei der zuständigen Krankenkasse gestellt werden (s. u.). In der Regel findet die Psychotherapie einmal in der Woche statt. Es können jedoch, je nach Erkrankung und Therapieverfahren, auch bis zu drei Therapiestunden pro Woche stattfinden. Eine Therapiestunde dauert ca. 50 Minuten.

Verlauf einer Psychotherapie. Nach den probatorischen Sitzungen erarbeitet der Psychotherapeut einen individuellen Behandlungsplan, der auf die Bedürfnisse und Fähigkeiten des Patienten abgestimmt ist. Hierbei werden insbesondere auch die Ressourcen des Patienten beachtet. Im Verlauf der Psychotherapie soll der Patient ein besseres Verständnis für das eigene Erleben erlangen, um darauf aufbauend besser mit Schwierigkeiten umgehen zu können. Der Psychotherapeut hat hierbei die Rolle des verständnisvollen Begleiters, der dem Patienten Anregungen geben kann. Die Umsetzung dieser Anregungen und die damit verbundenen Veränderungen müssen jedoch vom Patienten aus geschehen.

Einbezug von Bezugspersonen. In der Regel findet die Psychotherapie als Einzelgespräch des Patienten mit dem Psychotherapeuten statt. Im Verlauf der Therapie können auch Bezugspersonen in die Psychotherapie einbezogen werden. Bei Menschen mit einer geistigen Behinderung ist die Einbeziehung von Bezugspersonen meist zentral, um eine erfolgreiche Therapie durchführen zu können. Dies setzt zum einen voraus, dass der Patient mit dieser Einbeziehung einverstanden ist. Zum anderen erfordert dies von Seiten der Bezugspersonen die Bereitschaft, zu einzelnen Therapiegesprächen gemeinsam mit dem Patienten dazu zu kommen und den Patienten im Verlauf der Therapie, z. B. bei der Durchführung von Hausaufgaben, zu unterstützen.

Schweigepflicht. Ein Psychotherapeut unterliegt der Schweigepflicht. Die Inhalte der Psychotherapie sind vertraulich. Der Psychotherapeut darf Inhalte nur dann an andere weitergeben, wenn dies vom Patienten ausdrücklich erlaubt wurde. Patienten mit geistiger Behinderung haben die gleichen Rechte und Pflichten wie Patienten ohne geistige Behinderung. Somit gelten diese Regelungen auch für Patienten mit geistiger Behinderung. Voraussetzung ist, dass der Patient über eine behandlungsbezogene Einsichtsfähigkeit verfügt. Dann ist auch z. B. die Schweigepflicht gegenüber gesetzlichen Vertretern betroffen. Wenn ein Patient diese Einsichtsfähigkeit nicht hat, müssen gesetzliche Vertreter ihre Zustimmung geben.

Der Antrag an die Krankenkasse. Eine psychotherapeutische Behandlung ist eine »antragspflichtige Leistung«. Nach den probatorischen Sitzungen muss vor Behandlungsbeginn ein Antrag bei der zuständigen Krankenkasse gestellt und von dieser genehmigt werden. Die dafür notwendigen Formulare für die Beantragung bei einer gesetzlichen Krankenversicherung hat der Psychotherapeut. Der Antrag muss vom Patienten bzw. ggf. auch von seinem gesetzlichen Vertreter unterschrieben werden.

Wirksamkeit von Psychotherapie bei Menschen mit einer geistigen Behinderung. Die Wirksamkeit von Psychotherapie ist in vielen Studien auch für Menschen mit einer geistigen Behinderung bestätigt worden. Jedoch braucht eine Psychotherapie Zeit. Daher sollten Patient und Bezugspersonen nicht zu hohe Erwartungen an Veränderungen in kurzer Zeit haben.

Verschiedene Therapieverfahren

Es gibt verschiedene Therapieverfahren zur Behandlung psychischer Erkrankungen. Ein Psychotherapeut ist meist in nur einem dieser Therapieverfahren ausgebildet. Die gesetzliche Krankenkasse übernimmt die Kosten für folgende Therapieverfahren, die im Folgenden kurz erläutert werden:

- analytische Psychotherapie
- tiefenpsychologisch fundierte Psychotherapie
- Verhaltenstherapie

Analytische Psychotherapie. Dieses Therapieverfahren geht davon aus, dass Krankheitssymptome der Ausdruck von meist unbewussten seelischen Problemen und Konflikten sind. Hierbei spielen vor allem Lebenserfahrungen (insbesondere Beziehungserfahrungen) in der frühen Kindheit eine Rolle, die konflikthaft unbewusst verarbeitet wurden. So können schwierige Lebenserfahrungen, die mit starken negativen Gefühlen wie z. B. Angst, Scham oder Trauer verbunden waren, unbewusst auf das Erleben und Verhalten im Erwachsenenalter wirken. Analytische Psychotherapeuten unterstützen den Patienten darin, sich dieser unbewussten Prozesse bewusst zu werden. Hierfür beschreibt der Patient dem Psychotherapeuten seine Gedanken und Gefühle, was vom Psychotherapeuten jedoch nicht bewertet wird. Vielmehr achtet der Psychotherapeut darauf, ob sich Muster in der Art und Weise, wie der Patient mit sich und anderen umgeht, finden lassen. Der Patient soll so ein besseres Verständnis für sich und seine Beziehungsgestaltung erlangen, um nicht mehr durch unbewusste Prozesse in dieselben Muster zu verfallen.

Tiefenpsychologisch fundierte Psychotherapie. Dieses Therapieverfahren beruht auf denselben Grundannahmen zur Entstehung psychischer Erkrankungen wie die analytische Psychotherapie. Der Schwerpunkt liegt allerdings mehr auf den aktuellen psychischen Problemen und der Verringerung der Krankheitssymptome.

Verhaltenstherapie. Dieses Therapieverfahren geht davon aus, dass Menschen aufgrund zahlreicher Faktoren (u. a. Belastungen in der Lebensgeschichte, soziales Umfeld, genetische Faktoren, körperliche Faktoren) unterschiedlich anfällig für psychische Erkrankungen sind. Der Schwerpunkt der Therapie liegt auf der Reduktion der bestehenden Symptome. Hierfür erarbeitet der Verhaltenstherapeut zunächst gemeinsam mit dem Patienten ein Erklärungsmodell, warum die Symptomatik aufgetreten ist und warum sie nicht von allein besser geworden ist. Im Anschluss werden konkrete Ziele für die Therapie festgelegt. Der Psychotherapeut regt den Patienten dazu an, eigene Gedanken und Verhaltensweisen sowie die damit in Zusammenhang stehenden Gefühle zu beobachten. Darauf aufbauend werden Strategien entwickelt, inwiefern sich Gedanken oder Verhaltensweisen verändern lassen. Diese Strategien werden im Rahmen der Therapie schrittweise eingeübt und sollen vom Patienten zwischen den Therapiestunden eigenständig geübt werden. Der Psychotherapeut unterstützt somit den Patienten darin, eigene Verhaltensmuster besser zu verstehen und so zu ändern, dass die psychischen Beschwerden gelindert werden.

KAPITEL 3 /

Aktivitätenaufbau

3.1 Hintergrund und Einführung

Depressive Störungen gehen meist mit einer Verringerung von Aktivitäten und damit mit einem Verstärkerverlust einher. An dieser Stelle setzt die Verhaltensaktivierung an. Verhaltensaktivierung gilt als anerkannte Intervention bei Depressionen, da damit positive Verstärkung erhöht, die Stimmung verbessert und die Teilnahme am Leben gefördert wird. Die Verhaltensaktivierung nutzt dazu behaviorale Strategien, die relativ einfach und auch bei kognitiven Einschränkungen anwendbar sind (Pasterfield et al., 2014). Für Menschen mit geistiger Behinderung sind hier Anpassungen in Hinblick auf kognitive Einschränkungen, Probleme bei der sozialen Unterstützung und eventuelle körperliche Erkrankungen notwendig.

Relevanz des Aktivitätenaufbaus bei Menschen mit geistiger Behinderung

Menschen mit geistiger Behinderung (sowohl Kinder als auch Erwachsene) sind im Allgemeinen wenig sportlich aktiv, zeigen meist eine bewegungsarme Lebensweise und leiden nicht selten unter Übergewicht (Frey, 2004; Hinckson & Curtis, 2013; Suet Ying Chan, 2014). Bei geringer körperlicher Aktivität konnten schlechtere Verläufe von Depressionen nachgewiesen werden (Boschloo et al., 2014). Freizeitaktivitäten (auch andere als Sport) tragen zum emotionalen und körperlichen Wohlbefinden sowie zur Lebensqualität bei. Der Zugang ist für Menschen mit geistiger Behinderung jedoch oft durch Barrieren erschwert. Die Förderung der körperlichen Gesundheit, die Stärkung des unterstützenden Netzwerkes sowie die Teilnahme an sozialen Aktivitäten und damit Selbstwertsteigerung gelten daher als wichtige Behandlungsfaktoren bei Menschen mit geistiger Behinderung (McGillivray & McCabe, 2010).

Vorgehen zum Aktivitätenaufbau

Verhaltensaktivierung muss sich nicht allein auf Gesundheitsverhalten beziehen, sondern kann zahlreiche Bereiche adressieren, wie zum Beispiel Alltagsaktivitäten und -fertigkeiten, soziale und erholsame Aktivitäten. Die Verhaltensaktivierung kann sich sowohl auf angenehme als auch auf vermiedene Aktivitäten beziehen. In beiden Fällen besteht der Aufbau einer Aktivität aber aus einem motivationalen und volitionalen Prozess. Vielen Programmen für Menschen mit und ohne geistige Behinderung liegen bekannte Modelle der Verhaltensänderung zugrunde, wie die Sozialkognitive Theorie nach Bandura (1986), das Transtheoretische Modell der Verhaltensänderung nach Prochaska und DiClemente (1986), die Selbstbestimmungstheorie nach Ryan und Deci (2000) oder die Theory of Planned Behavior nach Ajzen (1991). Eine solche theoretische Fundierung ist sinnvoll, um die Interventionen den Bedürfnissen der Patienten anzupassen. Wichtige Aspekte der Verhaltensaktivierung sind in solchen Theorien fundiert und sollten in Interventionen adressiert werden.

Beispielsweise sollte zu Beginn der Prozess, bei dem die Notwendigkeit einer Verhaltensänderung bewusst wird, unterstützt werden, indem durch eine Psychoedukation die Bedeutung von Aktivitäten verdeutlicht wird. Dazu können das Modell der gegenseitigen Beeinflussung von Verhalten, Gedanken und Gefühlen sowie die Ab- und Aufwärtsspirale der Depression dienen. Um einen Überblick über die aktuellen Aktivitäten des Patienten zu Beginn der Therapie sowie im Verlauf zu erhalten, eignen sich Aktivitätentagebücher. Sie sind fester Bestandteil jedes Manuals zur Verhaltensaktivierung. Nach einer wertebasierten Aktivitätenauswahl und konkreten Zielsetzung gilt es nun die Zustimmung des Patienten zu erhalten, d. h., die Motivation zur Verhaltensänderung muss gegeben sein. Dazu kann es sinnvoll sein, die Selbstwirksamkeitserwartungen sowie die positiven und negativen Konsequenzerwartungen des Patienten zu beleuchten. Therapeutisch bieten sich an dieser Stelle die Techniken des Motivational Interviewings an, die eine akzeptierende Haltung gegenüber dem Für und dem Wider einer Verhaltensänderung postulieren und die intrinsische Veränderungsmotivation erhöhen (Demmel, 2016). Ist der Patient motiviert, kann er in Aktion treten. Verhaltensaktivierungsmanuale beinhalten ausnahmslos den Schritt der Aktivitätenplanung. Für die Umsetzung der Aktivität sind dabei eine gute Vorbereitung und soziale Unterstützung durch Bezugspersonen erfolgsrelevant. Für den gesamten Prozess der Verhaltensaktivierung gilt dabei, dass Erfolge unbedingt verstärkt werden sollten. Für eine nachhaltige Entwicklung sollten

aber auch mögliche Barrieren und Strategien zu deren präventiver und akuter Bewältigung erarbeitet werden. Nur so kann eine Verhaltensweise oder eine Aktivität aufrechterhalten werden.
Auf den Arbeitsblättern in diesem Kapitel werden die genannten Inhalte und Methoden des Aktivitätenaufbaus thematisiert. In den Informationen für Therapeuten finden Sie zudem ausführlichere Erläuterungen zum typischen Ablauf verhaltensaktivierender Interventionen. Hier sehen Sie die wichtigsten Schritte der Verhaltensaktivierung auf einen Blick:

- Psychoedukation zur Bedeutung von Aktivitäten (INFO 13, AB 4 und 5)
- Aktivitätenassessment und -monitoring (INFO 14, AB 6)
- Werteassessment, Aktivitätenauswahl und Zielsetzung (INFO 14, AB 7–9)
- Konsequenzerwartungen (INFO 14, AB 10, INFO 15)
- Konkrete Aktivitätenplanung und -vorbereitung (INFO 14, AB 11)
- Soziale Unterstützung (INFO 14, AB 12 und 13)
- Verstärkung von Erfolgen (INFO 14)
- Barrierenassessment und -management (INFO 16, AB 14)

Ferner stellt das Selbstwirksamkeitserleben des Patienten einen wichtigen Aspekt im Prozess der Verhaltensaktivierung dar. Kapitel 6 widmet sich der Förderung des Selbstwirksamkeitserlebens von Menschen mit geistiger Behinderung und stellt Arbeitsblätter bereit, die Sie begleitend zu den nun folgenden Arbeitsblättern für den Aktivitätenaufbau einsetzen können.

3.2 Überblick Arbeitsmaterialien

In diesem Kapitel finden Sie folgende Arbeitsmaterialien:

- INFO 13 / *Einführung Abwärts- und Aufwärtsspirale*: Der Therapeut erhält auf diesem Informationsblatt Hinweise zur Psychoedukation des Patienten. Das Modell der Abwärtsspirale der Depression und deren Umwandlung in eine Aufwärtsspirale wird erklärt.
- AB 4 / *Abwärtsspirale*: Dieses Arbeitsblatt für Patienten veranschaulicht bildhaft das Modell der depressiven Abwärtsspirale. Die Schritte der Abwärtsspirale werden in leichter Sprache beschrieben.
- AB 5 / *Aufwärtsspirale*: Als Gegenentwurf zu AB 4 veranschaulicht dieses Arbeitsblatt für Patienten das Modell der Aufwärtsspirale. Auch hier werden die Schritte in leichter Sprache erklärt.
- INFO 14 / *Anleitung zu Aktivitäten*: Dieses Informationsblatt für Therapeuten fasst die wichtigsten Phasen des Aktivitätenaufbaus zusammen: Aktivitätenassessment und -monitoring, Werteassessment, Aktivitätenauswahl und Zielsetzung, Konsequenzerwartungen, konkrete Aktivitätenplanung, soziale Unterstützung, Verstärkung von Erfolgen.
- AB 6 / *Tagebuch für Aktivitäten*: Dieses Arbeitsblatt dient zum Aktivitätenmonitoring des Patienten. In einem Wochenplan kann er seine Aktivitäten eintragen.
- AB 7 / *Eine Aktivität aussuchen*: Mithilfe dieses Arbeitsblattes kann der Patient eine wertebasierte Aktivitätenauswahl treffen. Ziel ist es, eine bedeutende aber auch nicht zu schwere Aktivität auszusuchen, die der Patient durchführen möchte.
- AB 8 / *Schöne Aktivitäten machen*: Dieses Arbeitsblatt dient als Ideengeber für den Patienten. Zahlreiche angenehme Aktivitäten sind hier aufgelistet.
- AB 9 / *Genaue Ziele setzen*: Dem Ansatz des Goal Attainment Scalings folgend können Patient und Therapeut hier gemeinsam das Ziel konkret formulieren und die Zielerreichung auf einer fünfstufigen Skala operationalisieren.
- AB 10 / *Vorteile und Nachteile einer Veränderung vergleichen*: Durch eine Waage veranschaulicht kann der Patient hier gemeinsam mit dem Therapeuten die Vor- und Nachteile einer Veränderung, d. h. seine positiven und negativen Konsequenzerwartungen, gegenüberstellen und abwägen.
- INFO 15 / *Motivational Interviewing*: Diese Anleitung für Therapeuten führt in die Gesprächstechnik des Motivational Interviewing zur Förderung der intrinsischen Veränderungsmotivation ein.
- AB 11 / *Die Aktivität planen und vorbereiten*: Die konkrete Planung und Vorbereitung ist Inhalt dieses Arbeitsblattes für Patienten. Wichtige Details und vorbereitende Maßnahmen werden hier thematisiert.

- AB 12 / *Unterstützung suchen*: Dieses Arbeitsblatt regt den Patienten dazu an, sich zu überlegen, wen er für die Durchführung einer Aktivität um Hilfe bitten kann.
- AB 13 / *Soziale Unterstützung bieten*: Dieses Arbeitsblatt nimmt auch die Bezugspersonen des Patienten in die Verantwortung und erklärt ihnen die Bedeutung sozialer Unterstützung. Bezugspersonen sollen sich anhand des Arbeitsblattes überlegen, wie sie den Patienten unterstützen können.
- INFO 16 / *Antizipation von Barrieren und Entwicklung von Bewältigungsstrategien*: Zur Aufrechterhaltung der Aktivitäten sind die Antizipation von Barrieren und die Entwicklung von Bewältigungsstrategien notwendig. Dieses Informationsblatt gibt dem Therapeuten dazu wichtige Hinweise.
- AB 14 / *Hindernisse verhindern und überwinden*: Mithilfe dieses Arbeitsblattes kann der Patient gemeinsam mit dem Therapeuten präventive und akute Strategien zur Bewältigung von Barrieren erarbeiten.

INFO 13 /

Einführung Abwärts- und Aufwärtsspirale

Verhaltensaktivierende Maßnahmen sollten zunächst durch eine Psychoedukation zur Bedeutung von Aktivitäten theoretisch eingebettet werden. Dazu kann es hilfreich sein, das Modell der gegenseitigen Beeinflussung von Verhalten, Gefühlen und Gedanken einzuführen. Bei Menschen mit geistiger Behinderung sollte unbedingt sichergestellt werden, dass die Begriffe richtig verstanden werden.

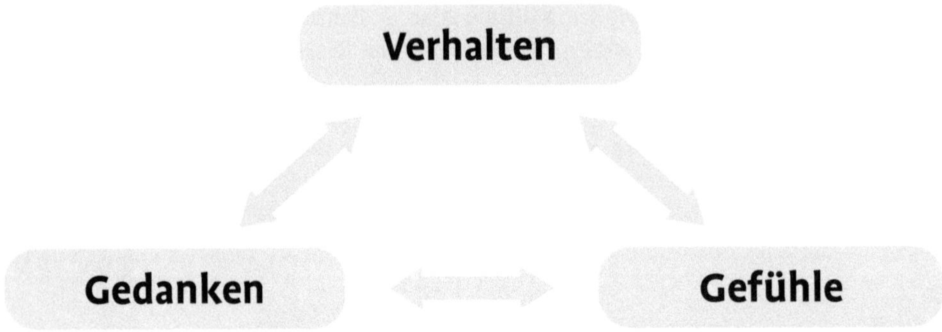

Im Anschluss können Sie deutlich machen, welchen Einfluss fehlende Aktivitäten im Sinne des Verstärkerverlusts auf die Aufrechterhaltung von einer Depression haben. Stellen Sie das Modell der passiven Abwärtsspirale der Depression vor. Erklären Sie, dass durch den Aktivitätenaufbau die Umwandlung in eine Aufwärtsspirale geschehen kann. Bei dieser Patientengruppe sollten Sie vorab die schwierigen Begriffe »Abwärtsspirale« und »Aufwärtsspirale« erläutern, dazu können Sie auch die Abbildungen auf AB 4 und 5 nutzen. Dort finden Sie auch die Schritte der Abwärts- und Aufwärtsspirale in vereinfachter Sprache, die Sie durchsprechen und mit persönlichen Erfahrungen des Patienten verbinden können. Im Anschluss sollten individuelle Auslöser der Ab- bzw. Aufwärtsspirale eruiert werden. Sammeln Sie Gefühle, Verhaltensweisen und Gedanken, die die Stimmung des Patienten verschlechtern bzw. verbessern. Als Therapeut sollten Sie sich dabei auch diesbezügliche Äußerungen des Patienten im Verlauf der bisherigen Sitzungen in Erinnerung rufen. Für Ihre Übersicht sind hier die Schritte der Ab- und Aufwärtsspirale aufgeführt.

Abwärtsspirale (von oben nach unten)

1) Ich fühle mich traurig. Ich habe keine Lust, etwas zu machen.
2) Freunde und Hobbys interessieren mich nicht.
3) Ich mache nur noch das Wichtigste.
4) Ich erlebe nichts Schönes mehr.
5) Ich bin fast nur noch alleine.
6) Meine Stimmung ist **sehr schlecht**.

Aufwärtsspirale (von unten nach oben)

1) Meine Stimmung ist sehr schlecht.
2) Trotzdem raffe ich mich auf. Ich mache etwas.
3) Meine Stimmung verbessert sich von allein.
4) Ich mache öfter etwas, was mir Spaß macht.
5) Ich treffe mich wieder mehr mit Freunden.
6) Ich habe wieder mehr **Freude** im Leben.

AB 4 / Abwärtsspirale

P

1/2

1) Ich fühle mich traurig. Ich habe keine Lust, etwas zu machen.

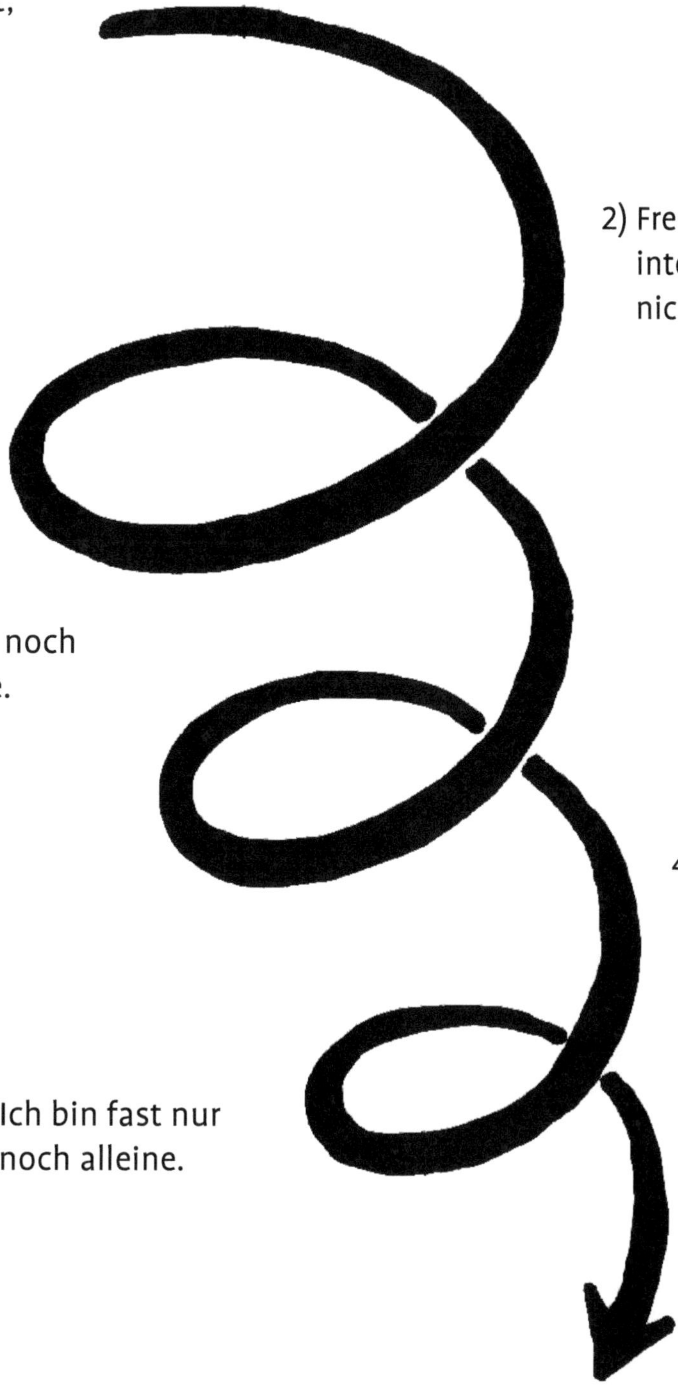

2) Freunde und Hobbys interessieren mich nicht.

3) Ich mache nur noch das Wichtigste.

4) Ich erlebe nichts Schönes mehr.

5) Ich bin fast nur noch alleine.

6) Meine Stimmung ist **sehr schlecht**.

Abwärtsspirale

Was kann bei mir eine Abwärtsspirale auslösen?
Was zieht mich runter?

Gedanken

Gefühle

Verhalten

AB 5 / Aufwärtsspirale

P

1/2

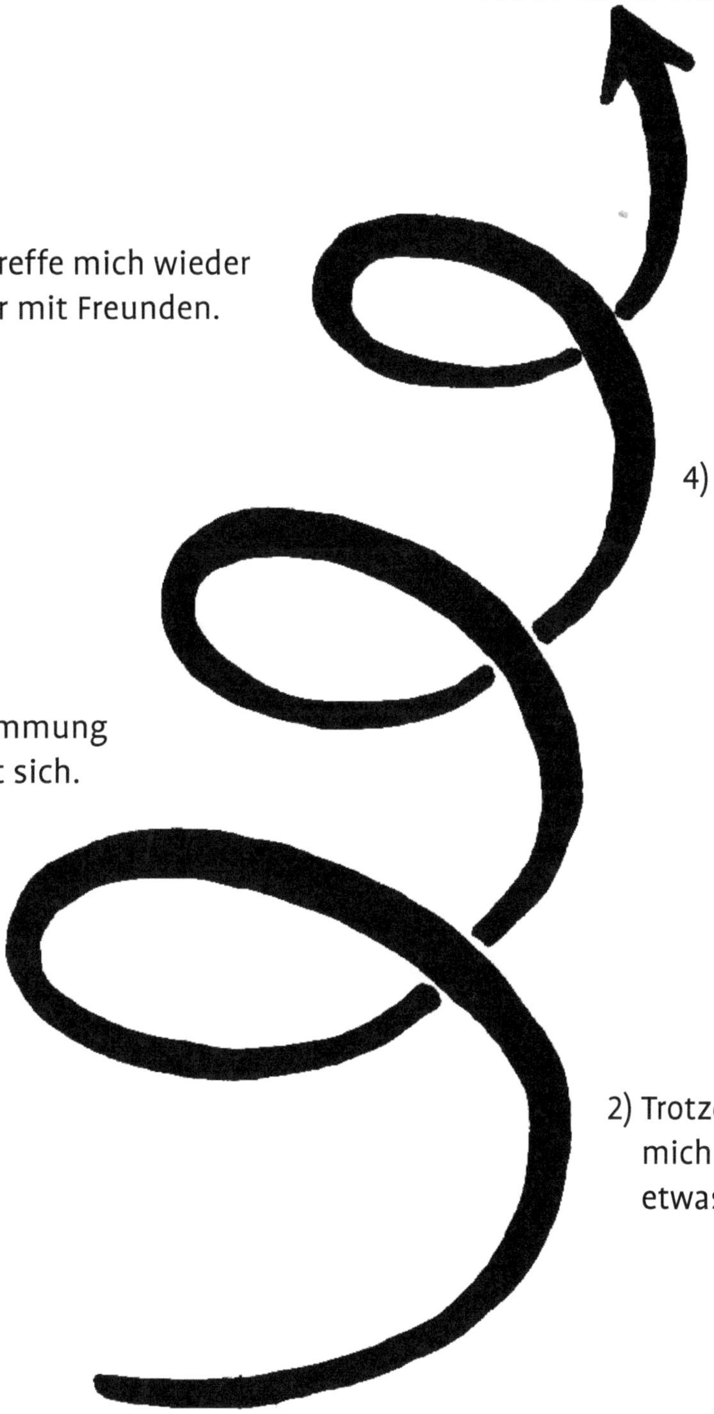

AB 5 / Aufwärtsspirale

Was kann bei mir eine Aufwärtsspirale auslösen?
Was zieht mich wieder hoch?

Gedanken

Gefühle

Verhalten

INFO 14 /

T

Anleitung zu Aktivitäten

Bei der Verhaltensaktivierung von Menschen mit Intelligenzminderung empfiehlt sich ein besonders kleinschrittiges Vorgehen mit vielen Wiederholungen und Beispielen. Hausaufgaben sind ein zentrales Element und sollten ausführlich erläutert werden.
Im Folgenden werden Ihnen neben der Psychoedukation zur Bedeutung von Aktivitäten (vgl. INFO 13) weitere wichtige Elemente des Aktivitätenaufbaus vorgestellt.

Aktivitätenassessment und -monitoring. Schon zu Beginn kann ein Aktivitätentagebuch eingeführt werden, in dem der Patient selbst über seine Tagesaktivitäten und das »Was, Wo, Wann und Mit-Wem« berichtet (AB 6). Mithilfe dieser Protokolle kann auch erfasst werden, was dem Patienten gut tut. Dieses tägliche Selbstmonitoring außerhalb der Sitzungen kann später auch der Evaluation der Zielerreichung dienen. Verhaltensmonitoring kann daher als motivationales Mittel im gesamten Prozess der Verhaltensänderung und -aktivierung aufgefasst werden (Rosenbaum et al., 2011).

Werteassessment, Aktivitätenauswahl und Zielsetzung. Werte können auf Ziele und damit auf Aktivitäten hinweisen. Wertebasierte Aktivitäten führen zu mehr Verstärkung und werden nicht als aversiv erlebt (Busch et al., 2010; Dahl, 2011). Der Patient kann sich begründet für einen ihm wichtigen Lebensbereich entscheiden, in dem dann auch die aufzubauende Aktivität liegen soll (s. AB 7). Im sogenannten LAVA-Ansatz (Life Areas, Values and Activities) werden Aktivitäten mit Hilfe einer Reisemetapher ermittelt: Zunächst wird das Ankunftsziel, d. h. ein Wert in einem bestimmten Lebensbereich, festgelegt. Anschließend wird die Art der Reise bestimmt, also die Aktivitäten zum Erreichen des Reiseziels (Young & Fener, 2012). Als Ideengeber kann eine Liste mit positiven Aktivitäten dienen (s. AB 8). Da verschiedene Aktivitäten zur Erfüllung eines Wertes beitragen können, kann eine Rangfolge gebildet werden (s. AB 7). Anhand der ausgewählten Aktivität kann nun die Zielformulierung mittels Goal Attainment Scaling erfolgen. Dabei wird ein spezifisches Ziel auf fünf Stufen mit gleichem Abstand operationalisiert: Die Stufe 0 stellt dabei das erwartete Ergebnis dar, -2 nicht erfüllte und +2 übertroffene Erwartungen. Aktivitätsziele sollten konkret, realistisch erreichbar und persönlich kontrollierbar sein (Abel & Hautzinger, 2013). Durch konkrete Zieldefinitionen kann die tägliche und abschließende Zielerreichung evaluiert, ein Gefühl des Meisterns und das Erleben von Selbstwirksamkeit bewirkt werden. Werte und Ziele dienen damit der Motivation und Orientierung (Marks et al., 2013; Rosenbaum et al., 2011).

Konsequenzerwartungen. Besonders in der Anfangsphase verhaltensaktivierender Maßnahmen sind Patienten häufig noch unentschlossen, ob sie ihr Verhalten ändern möchten oder nicht. Es gilt die Vor- und Nachteile einer Veränderung zu diskutieren und positive Ergebniserwartungen zu stärken. Zur visuellen Untermauerung kann beispielsweise die Metapher der Waage genutzt werden (s. AB 10). Das Motivational Interviewing kann ein wichtiges therapeutisches Mittel sein, um den Prozess des Abwägens und intrinsische Motivation zu fördern (s. INFO 15). Ist die Veränderungsbereitschaft des Patienten erreicht, kann die Aktivität konkret geplant werden.

Konkrete Aktivitätenplanung. Nun folgt eine möglichst konkrete Planung der ausgewählten Aktivität(en), bei der Ort, Zeit, Begleiter und Vorbereitungsmaßnahmen definiert werden (s. AB 11). Bei Menschen mit Intelligenzminderung kann es zudem hilfreich sein, das Vorgehen und die Einzelschritte während der Aktivität selbst auch in Plänen (z. B. Fotobüchern) festzuhalten (s. AB 19). Generell sollte mit einfachen Aktivitäten begonnen werden. Ein gestuftes Vorgehen mit steigenden Anforderungen ermöglicht schon zu Beginn Erfolgserlebnisse.

INFO 14 /

Anleitung zu Aktivitäten

Soziale Unterstützung. Die häufig schwachen interpersonellen Beziehungen sowie die geringe soziale Unterstützung von Patienten mit Intelligenzminderung sind in der Verhaltensaktivierung von Bedeutung und sollten gestärkt werden, da sie eine bedeutende Barriere für den Erfolg darstellen. Soziale Unterstützung bezeichnet alle Aktivitäten des Umfeldes, die die Zielerreichung unterstützen. Diese können emotionaler, instrumentaler, informationaler oder bewertender Art sein (Peterson et al., 2009). Soziale Unterstützung ist daher auch ein motivationaler Aspekt (Hutzler & Korsensky, 2010). Die Bedeutung eines starken sozialen Netzwerks und sozialer Unterstützung bei den im Aktivitätenaufbau angestrebten Verhaltensweisen sollte diskutiert sowie das eigene soziale Netzwerk (z. B. durch Aufmalen) eruiert werden (s. AB 12). Patienten sollten sich überlegen, wie Familie, Freunde oder Betreuer sie bei der Verwirklichung einer Aktivität unterstützen können, sei es durch direkte Unterstützung, Wissen, Ressourcen oder Umweltgestaltung. An dieser Stelle ist es hilfreich das Umfeld des Patienten in die Therapie mit einzubeziehen, z. B. durch einen gemeinsamen Termin oder Kommunikation über ein Therapiebuch.

Verstärkung von Erfolgen. Besonders in der Phase der Aktion ist die Arbeit mit Feedback, Ermutigung und Verstärkung von besonderer Bedeutung (Lob, Belohnungen, Smilies). Diese extrinsische Motivierung kann langsam ausgeblendet werden (Fading) und so zur Erhöhung intrinsischer Motivation führen.

Barrierenassessment und -management. Eine bedeutende Aufgabe verhaltensaktivierender Interventionen ist es, Barrieren bei der Umsetzung einer geplanten Aktivität zu identifizieren, zu antizipieren und zu bewältigen (ausführliche Erläuterung INFO 16).

AB 6 / Tagebuch für Aktivitäten

P

Hier ist ein leerer Wochenplan.
Jeder Tag ist eine Spalte.
Tragen Sie jeden Tag Ihre Aktivitäten ein.
Aktivitäten sind alles, was Sie gemacht haben.

Schreiben Sie auf, was Sie morgens gemacht haben.
Dann was Sie mittags gemacht haben,
nachmittags und abends.
Tragen Sie auch schöne Aktivitäten ein.

	Montag	**Dienstag**	**Mittwoch**	**Donnerstag**	**Freitag**	**Samstag**	**Sonntag**
Morgens							
Mittags							
Nach-mittags							
Abends							

AB 7 /

Eine Aktivität aussuchen

Aktivitäten sind alles das,
was Sie machen und unternehmen.
Aktivitäten können gut für die Stimmung sein.
Deshalb sollen Sie nun überlegen:

Was ist mir im Leben wichtig?

Entscheiden Sie sich für **1** Bereich:

X	Lebens-Bereich	Weil ...
	Arbeiten und Lernen	
	Erholung und Freizeit	
	Freunde	
	Familie	
	Gesundheit	
	...	

AB 7 /

P

2/3

Eine Aktivität aussuchen

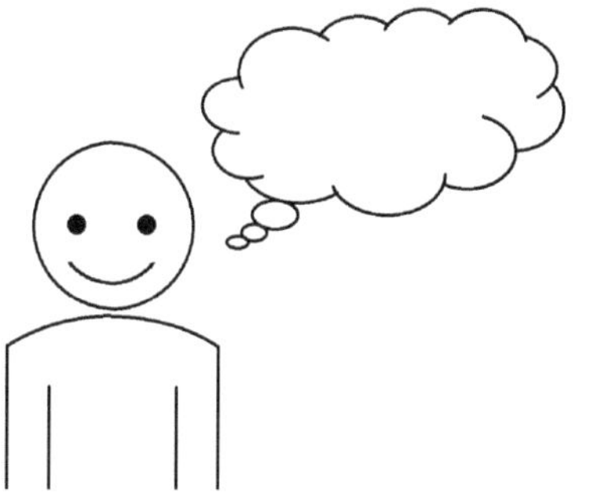

Denken Sie jetzt nur an diesen Bereich.
Und überlegen Sie:

Was kann ich in diesem Bereich machen?

Schreiben Sie viele Ideen auf.

AB 7 / Eine Aktivität aussuchen

P

Machen Sie jetzt eine Reihen-Folge mit den Ideen.

Welche Aktivität ist mir am wichtigsten?

1. ....

2. ....

3. ....

4. ....

5. ....

Welche Aktivität ist am schwierigsten?

1. ....

2. ....

3. ....

4. ....

5. ....

Nun entscheiden Sie sich für eine Aktivität.
Die Aktivität ist Ihnen sehr wichtig.
Aber die Aktivität ist auch nicht zu schwer.
Überlegen Sie sich Ihre Entscheidung gut.
Sprechen Sie auch mit Ihrem Therapeuten darüber.
Oder Ihren Angehörigen und Betreuern.

Meine Aktivität: ....

AB 8 / Schöne Aktivitäten machen

P

Aktivitäten sind alles das,
was Sie machen und unternehmen.
Schöne Aktivitäten können gut für die Stimmung sein.
Hier stehen einige schöne Aktivitäten.
Das sind Ideen und Vorschläge.
Denken Sie mal darüber nach.

Was machen Sie gerne?
Womit können Sie sich belohnen?
Was können Sie einfach mal ausprobieren?

Kreuzen Sie diese Aktivitäten an.

- ☐ Musik hören
- ☐ Musik machen
- ☐ gemeinsam reden
- ☐ Entspannungs-Übungen machen
- ☐ lange duschen
- ☐ ein Duft-Bad nehmen
- ☐ Puzzle machen
- ☐ im Bett liegen und ausruhen
- ☐ Kaffee oder Tee trinken
- ☐ malen, basteln
- ☐ mit Freunden telefonieren
- ☐ etwas Leckeres essen
- ☐ spazieren gehen
- ☐ einen Brief schreiben
- ☐ Sport machen
- ☐ spielen
- ☐ einkaufen oder bummeln
- ☐ zum Friseur gehen
- ☐ in den Garten gehen

P

Schöne Aktivitäten machen

- ☐ Zeitungen anschauen
- ☐ Rätsel machen
- ☐ ins Kino gehen
- ☐ Fernsehen
- ☐ jemandem helfen
- ☐ jemandem eine Freude machen
- ☐ sich mit Tieren beschäftigen
- ☐ neue Leute kennenlernen
- ☐ einen Freund besuchen
- ☐ zu einer Familienfeier gehen
- ☐ fotografieren
- ☐ etwas Neues lernen
- ☐ das Wetter beobachten
- ☐ sich sonnen
- ☐ Geräuschen in der Natur zuhören
- ☐ jemandem im Chat schreiben
- ☐ Handy- oder Computer-Spiele machen
- ☐ einen Ausflug machen
- ☐ sich an Schönes erinnern
- ☐ in ein Konzert gehen
- ☐ ins Theater gehen
- ☐ wandern
- ☐ Zimmer aufräumen
- ☐ kochen
- ☐ etwas reparieren
- ☐ Kuchen backen
- ☐ ein Geschenk kaufen oder basteln
- ☐ Kinderfotos anschauen
- ☐ tanzen
- ☐ Fahrrad fahren
- ☐ so schnell rennen, wie man kann

AB 8 / Schöne Aktivitäten machen

P

- ☐ andere Leute beobachten
- ☐ schwimmen gehen
- ☐ sich schminken
- ☐ die Haut eincremen
- ☐ eine Blume pflanzen
- ☐ etwas Schönes für sich kaufen
- ☐ barfuß gehen (wenn es warm ist)
- ☐ sich nassregnen lassen (wenn es warm ist)
- ☐ unter einem Baum sitzen
- ☐ ein Hörspiel anhören
- ☐ flirten
- ☐ lange frühstücken
- ☐ den Sonnenuntergang anschauen
- ☐ am Lagerfeuer sitzen
- ☐ einen Gottesdienst besuchen
- ☐ Tagebuch schreiben
- ☐ im Kerzenschein sitzen
- ☐ die Umgebung entdecken
- ☐ sich schön anziehen

Vielleicht fallen Ihnen noch mehr schöne Aktivitäten ein.
Schreiben Sie die Aktivitäten hier auf.

....

....

....

....

....

....

....

AB 9 /

P

1/2

Genaue Ziele setzen

Sie haben sich eine Aktivität ausgesucht.
Das ist Ihr Ziel.
Das Ziel sollen Sie jetzt ganz genau aufschreiben.

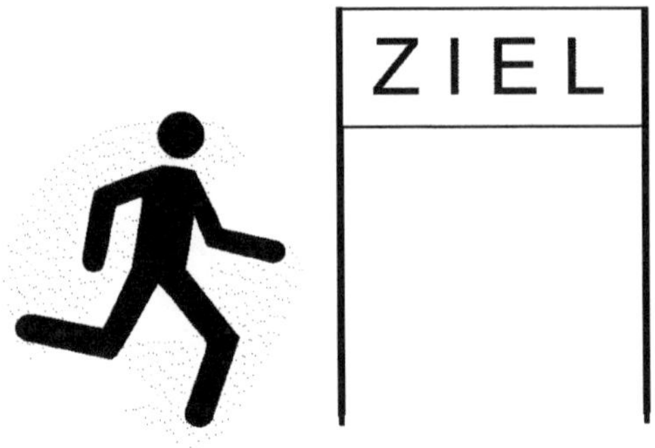

Denken Sie daran:
Das Ziel müssen Sie schaffen können.

Zum Beispiel:
Ich mache 2-mal in der Woche Sport.

Diesen Satz schreibt man an die 0 auf der Skala unten.
Das ist das Ziel.
Dann überlegt man sich auch für die anderen Zahlen Sätze.

Die Beispiele können Ihnen helfen,
die Skala zu verstehen.

+2	Ich habe viel mehr geschafft als gedacht.	Zum Beispiel: Ich mache 4-mal in der Woche Sport.
+1	Ich habe mehr geschafft als gedacht.	Zum Beispiel: Ich mache 3-mal in der Woche Sport.
0	**Mein Ziel, meine Erwartungen**	Zum Beispiel: Ich mache 2-mal in der Woche Sport.
–1	Ich habe weniger geschafft als gedacht.	Zum Beispiel: Ich mache 1-mal in der Woche Sport.
–2	Ich habe mein Ziel nicht geschafft.	Zum Beispiel: Ich mache nie Sport.

Genaue Ziele setzen

Jetzt sind Sie an der Reihe.
Überlegen Sie gemeinsam mit Ihrem Therapeuten:
Was ist mein Ziel?
Was kann ich schaffen?

Diesen Satz schreiben Sie an die 0 auf der Skala unten.
Das ist Ihr Ziel.
Überlegen Sie sich auch für die anderen Zahlen Sätze.

+2	Ich habe viel mehr geschafft als gedacht.	
+1	Ich habe mehr geschafft als gedacht.	
0	**Mein Ziel, meine Erwartungen**	
–1	Ich habe weniger geschafft als gedacht.	
–2	Ich habe mein Ziel nicht geschafft.	

Sie können sich diese Liste zwischendurch anschauen.
Sie können sehen, was Sie schon geschafft haben.
Und was noch nicht.
Vielleicht müssen Sie sich ein leichteres Ziel setzen.

AB 10 / Vorteile und Nachteile einer Veränderung vergleichen

P

Sie haben eine Aktivität ausgesucht.
Überlegen Sie:
Welche Vorteile hat die Aktivität?
Und welche Nachteile?
Schreiben Sie das unter die Waage.

Aktivität: ....

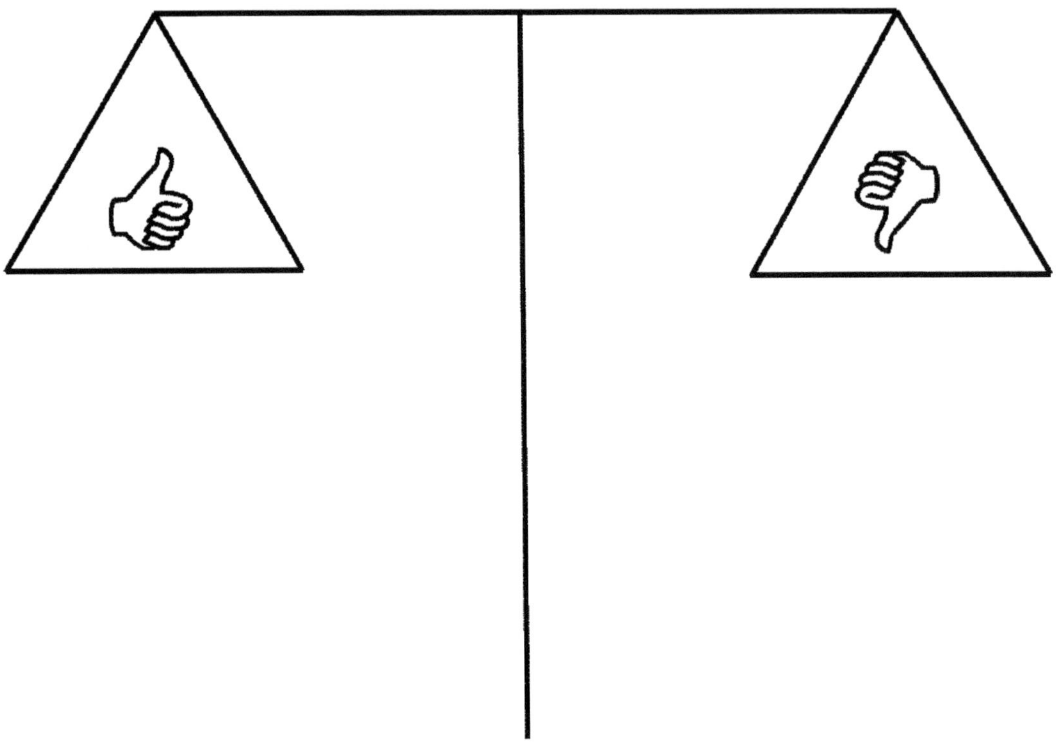

Auf welcher Seite liegt mehr? ....

Welche Seite der Waage geht nach unten? ....

Gibt es mehr Vorteile oder mehr Nachteile? ....

INFO 15 /

T

Motivational Interviewing

Ein wichtiger Faktor in der Verhaltensaktivierung sind die Konsequenzerwartungen. Vor- und Nachteile einer Veränderung werden gegeneinander aufgewogen.

Das Motivational Interviewing nach Miller und Rollnik (2013) kann ein wichtiges therapeutisches Mittel zur Klärung und Stärkung der Veränderungsbereitschaft sein. Prochaska und DiClemente (1983) beschreiben den Veränderungsprozess in ihrem transtheoretischen Modell mit fünf Stufen, die sequenziell durchlaufen werden. Damit setzt das Motivational Interviewing in der Phase der Absichtsbildung an. In den therapeutischen Gesprächen kann der Patient sich aktiv mit den Erwartungen an eine Verhaltensänderung auseinandersetzen und die innere Ambivalenz reflektieren.

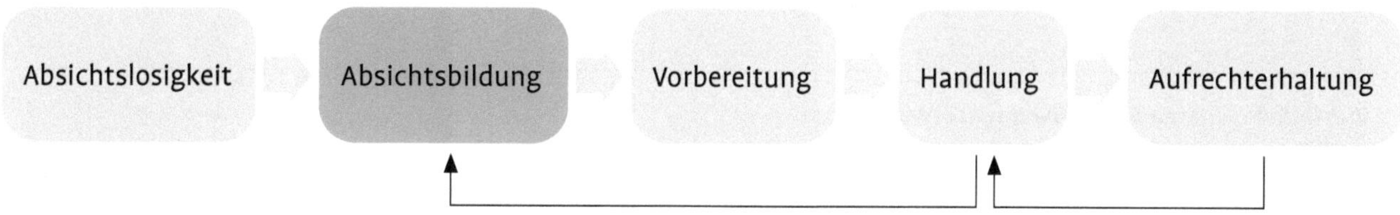

Phasen der Veränderung (nach Prochaska & DiClemente, 1983)

Das Motivational Interviewing beruht dabei auf folgenden Annahmen:

- Der Patient ist ambivalent motiviert und nicht grundsätzlich änderungsresistent.
- Der Patient wird sich am ehesten von sich selbst überzeugen lassen.
- Die Veränderungsbereitschaft des Patienten steigt, wenn Gründe für die Veränderung gestärkt und Gründe gegen die Veränderung akzeptiert und wertgeschätzt werden.
- Verletzen Sie als Therapeut die Autonomie des Patienten, reagiert dieser mit Widerstand.

Um den Prozess des Abwägens und intrinsische Motivation zu fördern, sollten Sie als Therapeut folgende Grundprinzipien verinnerlichen:

- Seien Sie empathisch, wertschätzend und partnerschaftlich. Begegnen Sie dem Patienten auf Augenhöhe.
- Seien Sie nicht-direktiv. Begleiten Sie vielmehr das »Entdecken« des Patienten.
- Stellen Sie Fragen zu Motivation und Commitment. Durch offene Fragen können Sie ausführlichere Antworten erzeugen.
- Hören Sie Ihrem Patienten aufmerksam zu und geben Sie Gesagtes wider (Paraphrasieren). Fassen Sie Inhalte zusammen. In diesem sogenannten Change Talk, in dem über die Veränderung nachgedacht wird, können Sie so Ambivalenzen aufdecken. Zum Beispiel …

  Ein Teil von Ihnen möchte … tun,
  ein anderer ist sich nicht sicher, ob er das machen sollte.
- Diese zum Teil vielleicht auch hypothetischen Zusammenfassungen werden vom Patienten verifiziert, falsifiziert, ergänzt oder korrigiert.
- Erstellen Sie mit dem Patienten auch eine systematische Übersicht zu den Vor- und Nachteilen einer Veränderung. Dabei sollten sowohl kurz- als auch langfristige Konsequenzen bedacht werden. Eine vereinfachte Anleitung für den Patienten finden Sie auf AB 10.

	Vorteile	Nachteile
Kurzfristig		
Langfristig		

Vierfelder-Schema der Konsequenzerwartungen

- Unterstreichen Sie Gründe für und die Möglichkeit des Patienten zur Veränderung. Betonen Sie zudem Nachteile des Status quo.
- Lenken Sie Widerstände um, indem Sie eine akzeptierende Haltung zeigen und sowohl das Für als auch das Wider respektieren. Wählen Sie daher kein konfrontatives Vorgehen. Nutzen Sie stattdessen deeskalierende Strategien, indem Sie die Reaktion des Patienten paraphrasieren oder in »Einerseits-Andererseits-Sätzen« zusammenfassen. Sie können auch bewusst den Fokus des Gesprächs verschieben oder das Problemverhalten des Patienten umrahmen (Zum Beispiel: »Ärzte und Psychologen würden das anders sehen als Sie und konnten in vielen Forschungsstudien zeigen, dass … gesundheitsschädlich ist.«).
- Entwickeln Sie Diskrepanzen zwischen dem momentanen Verhalten und Wertvorstellungen des Patienten. Erfragen Sie, was dem Patienten im Leben wichtig ist, indem Sie ihn beispielsweise Werte-Karten auswählen lassen (vgl. AB 7). Achten Sie darauf, dass es sich um die eigenen Wertvorstellungen des Patienten und nicht die der Angehörigen handelt. Reflektieren Sie mit dem Patienten die Vereinbarkeit der Werte mit seinem aktuellen Verhalten.
- Fördern Sie die Selbstwirksamkeit Ihres Klienten, indem Sie Wissen und Ressourcen zur Veränderung zur Verfügung stellen. Beispielsweise können Sie Studienergebnisse oder Behandlungsmöglichkeiten darstellen und den Patienten selbst Schlüsse daraus ziehen bzw. wählen lassen. Achten Sie dabei darauf, die Informationen wertungsfrei und in leichter Sprache zu erläutern.
- Lassen Sie den Patienten seine Veränderungsbereitschaft auf einer Skala von 1 bis 5 einschätzen. Beziehen Sie die Einschätzung immer auf die spezifische gewählte Aktivität des Patienten.

Ich will mich nicht verändern.	Ich will mich eher nicht verändern.	Teils will ich mich verändern, teils nicht.	Ich will mich eher verändern.	Ich will mich unbedingt verändern.
1	2	3	4	5

- Überlassen Sie die Entscheidung letztlich Ihrem Patienten. Im sogenannten Commitment Talk geht es um die Selbstverpflichtung. Unterstreichen Sie hier die Autonomie des Patienten.

Ist die Veränderungsbereitschaft des Patienten erreicht, kann die Aktivität konkret geplant werden. Behalten Sie aber in Erinnerung, dass Veränderung und Veränderungsbereitschaft auch ein wiederkehrender Prozess sein kann. Denn es ist möglich, von höheren Stufen auf vorherige zurückzufallen.

AB 11 /

Die Aktivität planen und vorbereiten

Jetzt planen Sie Ihre Aktivität genau.
Eine gute Vorbereitung ist wichtig.
Überlegen Sie sich Antworten zu diesen Fragen:

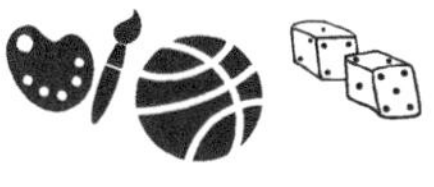

Was möchte ich machen?

Wann?

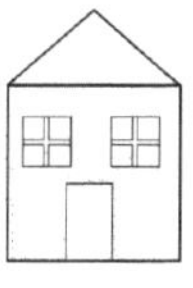

Wo?

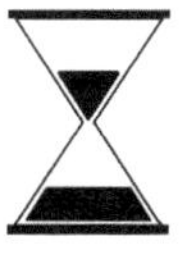

Wie oft?
Wie lange?

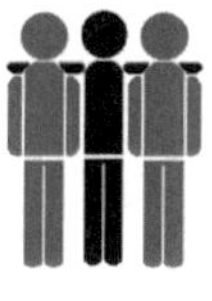

Mit wem?

Was muss ich vorbereiten?

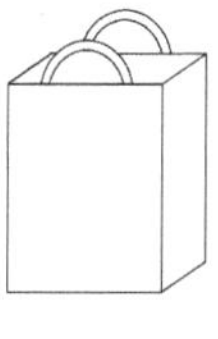

Was muss ich mitnehmen?

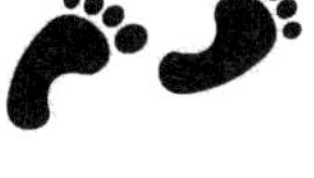

Wie komme ich dort hin?
Und wieder weg?

AB 12 /

Unterstützung suchen

Sie haben sich eine Aktivität ausgesucht.
Die Aktivität möchten Sie machen.
Unterstützung ist wichtig, damit es klappt.

Wer kann Ihnen helfen?
Hier können Sie Ihre Familie, Freunde, Betreuer aufschreiben.

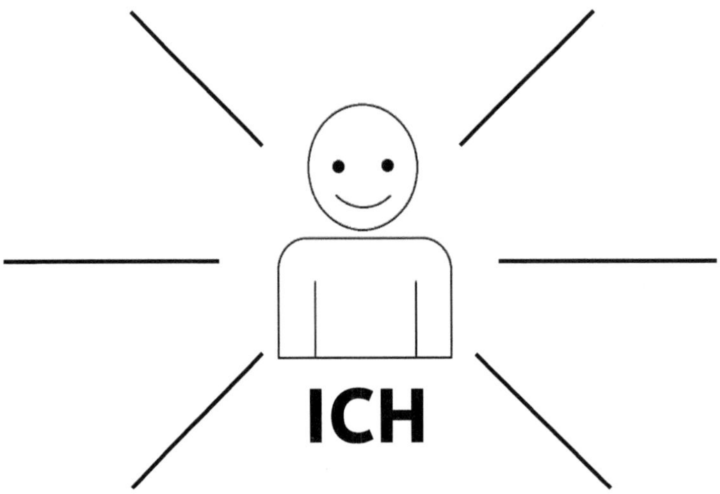

Unterstützung suchen

Überlegen Sie:	Namen
Wer kann mir beim Planen der Aktivität helfen?	
Wer kann mich motivieren?	
Wer kann mich erinnern?	
Wer kann mich beim Machen der Aktivität unterstützen? Soll jemand mitgehen oder mitmachen?	
Wer kann mich dorthin bringen?	
Wer kann mir Informationen geben? Wer kann mir zeigen, wie etwas geht?	
Wer kann mir Dinge besorgen, die ich für die Aktivität brauche?	
Wer kann mir helfen, eine Lösung für ein Problem zu finden?	
Wer kann mir sagen, ob ich es gut gemacht habe?	

AB 13 /

B

Soziale Unterstützung bieten

Aktivitäten können sich positiv auf die Stimmung Ihres Klienten bzw. Ihres Angehörigen auswirken. Ihre Unterstützung bei Aktivitäten ist daher von besonderer Bedeutung. Soziale Unterstützung kann Einfluss auf die Motivation und den Erfolg nehmen. Die Unterstützung der Umwelt ist vor allem auch bei der Bewältigung von Hindernissen wichtig. Im Folgenden sind einige Vorschläge aufgelistet, wie Sie Ihren Klienten bzw. Ihren Angehörigen bei der Umsetzung einer Aktivität unterstützen können. Überlegen Sie sich, was davon Sie tun können. Besprechen Sie sich auch mit Ihrem Klienten bzw. Ihrem Angehörigen.

- Sie können Ihren Klienten bzw. Angehörigen bei der Vorbereitung und Planung der Aktivität unterstützen.
- Sie können Ihren Klienten bzw. Angehörigen zu der Aktivität motivieren.
- Sie können Ihren Klienten bzw. Angehörigen an die Aktivität erinnern.
- Sie können Ihren Klienten bzw. Angehörigen während der Aktivität unterstützen. Vielleicht können Sie mitgehen oder mitmachen.
- Sie können Ihren Klienten bzw. Angehörigen an den Ort der Aktivität bringen.
- Sie können Ihrem Klienten bzw. Angehörigen mit Informationen und Wissen zur Seite stehen. Vielleicht können Sie zeigen, wie etwas funktioniert, oder die richtige Umsetzung anleiten.
- Sie können Ihrem Klienten bzw. Angehörigen Dinge besorgen, die für die Umsetzung der Aktivität benötigt werden.
- Sie können Ihrem Klienten bzw. Angehörigen bei der Lösung von Problemen und Hindernissen unterstützen.
- Sie können Ihrem Klienten bzw. Angehörigen Feedback geben und loben.

Machen Sie sich Notizen, wie Sie Unterstützung bieten können:

INFO 16 / T

Antizipation von Barrieren und Entwicklung von Bewältigungsstrategien

Eine wichtige Aufgabe verhaltensaktivierender Interventionen ist es, Barrieren bei der Umsetzung einer geplanten Aktivität zu identifizieren, zu antizipieren und zu bewältigen. Menschen mit geistiger Behinderung erfahren häufig Barrieren wie zum Beispiel:

- intrapersonelle Barrieren wie eingeschränkte Fertigkeiten (motorisch, sprachlich usw.), fehlendes Wissen, fehlende Wahl, körperliche Einschränkungen, unzureichende Motivation, wahrgenommenes Unvermögen und fehlende Selbstwirksamkeit
- interpersonelle Barrieren wie soziale Isolation, fehlende Unterstützung, fehlende Ermutigung, Treffen von Entscheidungen durch andere
- externale Barrieren wie Geld- oder Zeitmangel, Transportprobleme, fehlende Angebote, fehlender Zugang, fehlende Ausrüstung/Ausstattung und Sicherheitsmängel

In verhaltensaktivierenden Interventionen sollten solche Barrieren antizipiert und präventive sowie akute Strategien zur Überwindung dieser Barrieren gefunden werden. Eine wichtige Strategie des Barrierenmanagements stellt das Erlangen von Wissen dar: Anleitungen, Informationen über Angebote und Psychoedukation können die wahrgenommene Kontrolle, Autonomie, Ergebniserwartungen und damit die Intention stärken.

Strategien des Barrierenmanagements, die sich auf soziale Unterstützung beziehen, werden auf AB 12 und 13 ausführlich dargestellt. Das soziale Umfeld von Menschen mit geistiger Behinderung kann einen großen Beitrag zum Aktivitätenaufbau leisten, indem es Autonomie und Wahlmöglichkeiten erhöht, Angebote macht und Ressourcen zur Verfügung stellt. Beispielsweise könnte eine Begleitperson zur Verfügung gestellt werden, um Transport- und Sicherheitsbarrieren zu minimieren. Um Barrieren von vorneherein zu vermeiden, sollten in der Verhaltensaktivierung vor allem kostengünstige, einfach durchführbare Aktivitäten angestrebt werden.

Nicht unerwähnt bleiben soll hier die Stärkung der Selbstwirksamkeit, die im Kapitel 6 ausführlich erläutert wird. Die wahrgenommene Selbstwirksamkeit ist ein wichtiger Aspekt in der Initiierung und Aufrechterhaltung von Aktivitäten. Auf AB 14 ist das Barrierenassessment und -management (präventive und akute Strategien) für Patienten mit geistiger Behinderung aufbereitet.

AB 14 /

Hindernisse verhindern und überwinden

Manchmal sind Hindernisse da,
wenn Sie eine Aktivität machen wollen.
Überlegen Sie,
was schief gehen kann.
Und was Sie dagegen machen können.

Aktivität: ....

Welche Hindernisse können da sein?

....

....

....

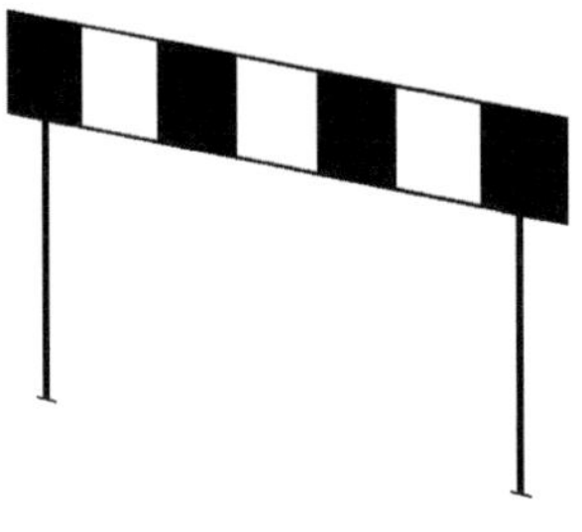

Was können Sie **vorher** tun,
damit das Hindernis gar nicht erst kommt?

....

....

....

....

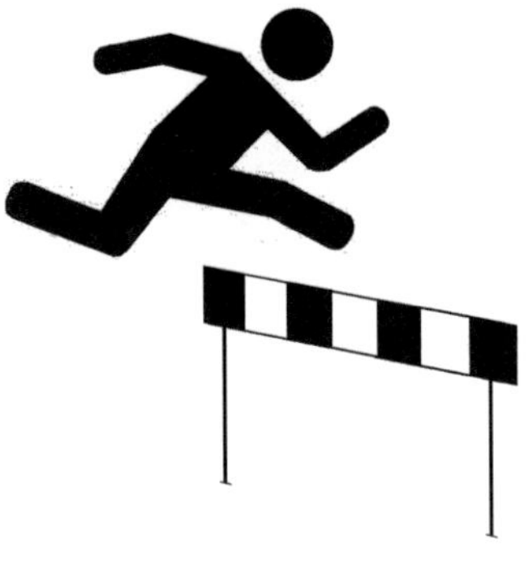

Was können Sie tun,
wenn das Hindernis doch da ist?

....

....

....

....

KAPITEL 4 /

Umgang mit alltäglichen Anforderungen und Tagesstrukturierung

4.1 Hintergrund und Einführung

Eine wichtige Komponente jeder Depressionsbehandlung ist der Aufbau bzw. die Wiederherstellung einer geregelten Tagesstruktur. Der Patient kann durch die Teilnahme an Aktivitäten wieder vermehrt positive Erfahrungen machen und erkennen, dass er seinen Alltag besser in den Griff bekommen kann.

Darüber hinaus ist Unterstützung beim Umgang mit alltäglichen Anforderungen und der Tagesstrukturierung für Menschen mit geistiger Behinderung von besonderer Bedeutung. Menschen mit geistiger Behinderung sind bei der Bewältigung vieler alltäglicher und lebenspraktischer Aktivitäten von der Unterstützung ihrer Bezugspersonen und externen Hinweisen abhängig. Sie sind weniger selbstständig und selbstbestimmt (Koyama & Wang, 2011; Schulte-Körne, 2014). Aufgrund von Einschränkungen des Kurzzeitgedächtnisses haben sie häufig Probleme beim Ordnen von Informationen, Planen und Strukturieren von Alltagsaktivitäten, bei der Wahrnehmung von Zeit oder der Verwaltung der eigenen Finanzen (Duttlinger et al., 2013; Schulte-Körne, 2014; Wennberg & Kjellberg, 2010). Menschen mit geistiger Behinderung sind aufgrund ihrer kognitiven Einschränkungen und begrenzten Kontroll- und Copingmöglichkeiten vulnerabel für Stresserleben. Dies kann wiederum dazu führen, dass Anforderungen nicht erfüllt werden können. Es gilt die Balance zwischen zu viel und zu wenig täglichen Aufgaben zu halten. Bedeutungsvolle Aktivitäten sind für Menschen mit geistiger Behinderung besonders relevant und wirken sich positiv auf depressive Symptome aus (Stancliffe et al., 2010). Auch größere Lebensereignisse und Veränderungen (z. B. Ruhestand, Start ins Berufsleben, Umziehen) können Anpassungsprobleme auslösen und sollten intensiv begleitet werden, wenn z. B. neue Routinen entwickelt werden müssen (Chng et al., 2012; Levitas & Gilson, 2001).

In diesem Kapitel werden Strategien im Umgang mit alltäglichen Anforderungen sowie der Strukturierung von Aktivitäten vorgestellt. Diese sind auch vor dem Hintergrund der Normalisierung von Menschen mit geistiger Behinderung zu verstehen: Unter den acht von Nirje (1969; zitiert nach Perske, 2004) formulierten Prinzipien der Normalisierung finden sich auch die Normalisierung des Tagesrhythmus (z. B. Aufsteh- und Schlafenszeiten), der Alltagsroutinen (an einem Ort leben, an einem anderen arbeiten), des Jahresrhythmus (Ferien, Feiertage), des Lebenszyklus (altersentsprechend behandelt werden) sowie der Wahl- und Entscheidungsfreiheit. Diese Normalisierungsprinzipien finden sich auch in den folgend beschriebenen Methoden wieder.

Tagesaktivitäten- und Unterstützungspläne

Engagement in bedeutungsvollen Aktivitäten ist ein starker Prädiktor für die Lebensqualität von Menschen mit geistiger Behinderung und ergibt sich aus dem Zusammenspiel des Individuums und seiner Umwelt. Das Modell der Aktiven Unterstützung setzt hier an und zielt auf die Steigerung des Engagements und der Partizipation mit Hilfe der Unterstützung der Betreuer ab (Qian et al., 2015; Riches et al., 2011; Stancliffe et al., 2010). Damit knüpft die Aktive Unterstützung eng an das Kapitel 3 zum Aktivitätenaufbau an. So stellen Betreuerteams für jeden Bewohner einen individuellen und detaillierten Aktivitäten- und bedarfsgerechten Unterstützungsplan für jeden Tag bzw. die Woche zusammen. Tagesablaufpläne mit räumlicher und zeitlicher Strukturierung sowie bildhaften Darstellungen sind auch aus dem TEACCH-Ansatz (Treatment and Education of Autistic and related Communication Handicapped Children) für Menschen mit Autismus bekannt (Mesibov et al., 2005). Menschen mit geistiger Behinderung oder Autismus haben häufig Probleme bei Übergängen zwischen Aktivitäten. Strukturierte Tagesroutinen und -pläne sowie frühe Hinweise zu Aufgabenwechseln schaffen Vorhersagbarkeit, erhöhen die Autonomie sowie die Teilnahme an Aktivitäten und können Problemverhalten reduzieren (Brewer et al., 2014; Fox et al., 2009).

Aktivitätenpläne und Selbstinstruktion

Um Gedächtnisprobleme zu kompensieren und mehr Unabhängigkeit und Selbstbestimmung zu erreichen (Duttlinger et al., 2013; Koyama & Wang, 2011; Scheur, 2002), können Tagespläne sinnvoll durch Pläne für die Durchführung einer Aktivität in Einzelschritten ergänzt werden. Die Selbstinstruktion durch Aktivitätenpläne kann zudem mittels moderner Technik weiterentwickelt werden (Koyama & Wang, 2011).

Förderung von Selbstbestimmung und Wahlfreiheit

Zur Steigerung der Lebensqualität, der Unabhängigkeit und der persönlichen Kontrolle sind Interventionen zur Förderung der Selbstbestimmung von Menschen mit Intelligenzminderung notwendig (Cobigo et al., 2007; Stancliffe, 2001; Wehmeyer & Schwartz, 1998). Auch Betreuer und Familienmitglieder sollten in Selbstbestimmungsprinzipien trainiert werden (McKnight & Kearney, 2001; Salmento & Bambara, 2000). Die Achtung von Präferenzen und unabhängigen Entscheidungen sowie das Anbieten von Wahlmöglichkeiten in täglichen Routinen können Betreuer und Familienmitglieder durch Modeling, Rollenspiele, Feedback und in-vivo-Übungen trainieren (Cobigo et al., 2010).

Förderung von Compliance

Menschen mit Intelligenzminderung müssen bei der Arbeit oder im Haushalt immer wieder auch Aufgaben erledigen, die sie nur ungern ausführen und bei denen Präferenzen und Unabhängigkeit weniger Beachtung finden können. Das kann dazu führen, dass in solchen Situationen problematische Verhaltensweisen und Non-Compliance auftreten. Viele funktionale Analysen des Problemverhaltens zeigen, dass Verhaltensauffälligkeiten häufig bei Anforderungen, Bitten oder (schweren) Aufgaben auftreten und somit das Problemverhalten negativ verstärkt wird (Crockett & Hagopian, 2006; Hagopian et al., 2007). Wenn eine funktionale Analyse ergibt, dass eine gestellte Aufgabe unumgehbar ist, bietet es sich an, die Strategie des behavioral momentum zu nutzen, bei der unangenehme Aufgaben in angenehme eingebettet werden. Auch die bereits beschriebenen Tagespläne und Aktivitätenpläne mit Visualisierung der Einzelschritte können Vermeidungsverhalten reduzieren.

4.2 Überblick Arbeitsmaterialien

In diesem Kapitel finden Sie folgende Arbeitsmaterialien:

- INFO 17 / *Anleitung zur Tages- und Wochenstrukturierung:* Auf diesem Informationsblatt findet der Therapeut Hinweise zur Einführung und Handhabung von Tages- und Wochenplänen.
- AB 15 / *Tagesplan erstellen:* Dieses Arbeitsblatt erklärt Bezugspersonen die Nutzung eines Tagesplans für den Patienten. Dazu wird ein Beispiel ausgefüllt und ein Vordruck für einen Tagesplan angeboten.
- AB 16 / *Tagesplan:* Manche Patienten können sich auch selbst Tagespläne erstellen. Dafür wird auf diesem Arbeitsblatt das Vorgehen bei der Tagesplanung in leichter Sprache und an einem Beispiel erklärt. Zudem gibt es einen Vordruck für einen Tagesplan.
- AB 17 / *Wochenplan erstellen:* Dieses Arbeitsblatt erklärt Bezugspersonen die Nutzung von Wochenplänen für den Patienten. Auch hier ist ein Beispiel ausgefüllt und es gibt Vordrucke für die Wochenplanung.
- AB 18 / *Wochenplan:* Für Patienten, die ihre Woche eigenständig planen können, ist dieses Arbeitsblatt gedacht. Es bietet Erklärungen und Beispiele in leichter Sprache sowie einen Vordruck zum Ausfüllen.
- AB 19 / *Aktivitätenpläne erstellen:* Dieses Arbeitsblatt ermöglicht es Therapeuten und Bezugspersonen, einzelne Aktivitäten gemeinsam mit dem Patienten zu strukturieren, indem die einzelnen Schritte einer Aktivität für den Patienten veranschaulicht werden.
- AB 20 / *Anleitung zu Selbstinstruktion und mobilen Assistenten:* Mittels mobiler Assistenten, wie z. B. Handys, kann die Nutzung von Aktivitätenplänen weiterentwickelt werden. Dieses Arbeitsblatt gibt Therapeuten und Bezugspersonen Ideen zur Selbstinstruktion mittels moderner Technik.
- INFO 18 / *Anleitung zur Förderung von Selbstbestimmung und Compliance:* Hier werden Informationen und Tipps zur Förderung von Selbstbestimmung in der therapeutischen Beziehungsgestaltung zusammengefasst. Zudem erhält der Therapeut Hinweise zur Steigerung der Compliance des Patienten bei unbeliebteren Aufgaben durch die Strategie des behavioral momentum.
- AB 21 / *Selbstbestimmung und Wahlfreiheit ermöglichen:* Dieses Arbeitsblatt für Bezugspersonen gibt Tipps zur Steigerung von Selbstbestimmung und Wahlfreiheit des Patienten. Bezugspersonen können sich überlegen, was sie unter Selbstbestimmung verstehen.
- INFO 19 / *Compliance fördern:* Auf diesem Informationsblatt erhalten Bezugspersonen Hinweise zur Steigerung der Compliance des Patienten bei unbeliebteren Aufgaben, z. B. durch die Strategie des behavioral momentum.

INFO 17 /

T

Anleitung zur Tages- und Wochenstrukturierung

Um Vorhersagbarkeit und Struktur im Tages- bzw. Wochenverlauf zu schaffen, können Betreuer oder auch der Patient selbst Tages- und/oder Wochenpläne erstellen. In die Pläne werden prospektiv reguläre Aktivitäten und Routinen (z. B. im Haushalt) eingetragen. Andere Aktivitäten werden eher abwechselnd oder wahlweise eingetragen, sodass Präferenzen oder die Tagesverfassung des Klienten berücksichtigt werden können. So können Uhrzeit, Ort und Begleiter einer Freizeitaktivität auch erst am Tag selbst festgelegt werden. Dafür sind Morgenmeetings des Klienten mit seinen Bezugspersonen denkbar, um den Tag zu planen. Auch Präferenzen und Pausen zwischen den Aktivitäten oder Entspannungszeiten (z. B. Aufenthalte in sogenannten multisensorischen Snoezel-Räumen oder ein kurzer Spaziergang an der frischen Luft) sollten bedacht werden.
Wenn Sie Tages- und/oder Wochenpläne mit dem Patienten und seinen Bezugspersonen nutzen wollen, sollten Sie Folgendes mit ihnen besprechen:

- Erklären Sie, warum die Pläne sinnvoll sind: Die Pläne schaffen mehr Vorhersagbarkeit und Struktur sowie Autonomie. Sie fördern die Teilnahme an Aktivitäten und können Problemverhalten reduzieren. Die Tagesstrukturierung ist ein wichtiger Schritt in der Behandlung von Depressionen.
- Wann genau werden die Pläne im Voraus geschrieben?
- Wo und wie werden die Pläne verfügbar gemacht?
- Welche Aktivitäten müssen und welche können gemacht werden?
- Wo hat der Patient Unterstützungsbedarf?
- Wie sind die Übergänge zwischen den Aktivitäten geregelt?
- Pausen, Entspannungszeiten und positive Aktivitäten sollten bewusst geplant werden.
- Besprechen Sie den Aufbau der Tabelle: Die Symbole sowie die Anzahl der Kästchen.
- Besprechen Sie das Beispiel auf den entsprechenden Arbeitsblättern (AB 15–18).
- Füllen Sie gemeinsam mit dem Patienten bzw. Bezugspersonen einen Plan zum Beispiel für den heutigen Tag aus.
- Die Pläne können stichwortartig ausgefüllt und evtl. durch Bilder unterstützt werden. Sie können dem Patienten die Hausaufgabe geben, zum Beispiel in Zeitschriften nach passenden Bildern zu suchen und den Plan zu ergänzen.

AB 15 /

Tagesplan erstellen

Sie können Ihren Klienten bzw. Angehörigen durch individuelle und detaillierte Tagespläne aktiv unterstützen. Darin können Sie reguläre Aktivitäten und Routinen (z. B. im Haushalt) festhalten. Andere Aktivitäten können eher abwechselnd oder wahlweise eingetragen werden, sodass Präferenzen oder die Tagesverfassung des Klienten bzw. Angehörigen berücksichtigt werden können. Planen Sie feste Termine ein, um gemeinsam den Tag zu planen (z. B. ein »Morgenmeeting«): Uhrzeit, Ort und Begleiter der Aktivitäten sollten festgehalten werden. Bedenken Sie bei der Tagesplanung auch Erholungsphasen, wie zum Beispiel ein Spaziergang an der frischen Luft.
Tagespläne ermöglichen eine zeitliche und räumliche Strukturierung von Aktivitäten und können auch bildhaft durch Piktogramme (Bilder) untermauert werden.

Ein kurzes Beispiel:

Uhrzeit	Aktivität
...	...
	Noch 1 Stunde arbeiten (Arbeitsplatz aufräumen!)
	Feierabend 16.13 Uhr Bus 50 von der Hauptstraße zum Lerchenweg, Lisa holt dich da ab
	Zuhause: Tasche wegräumen 1 Stunde freie Zeit: Entspannen im Garten
	Abendessen mit Lisa und Jan; Spülen Mit Jan zur Chorprobe: 18.43 Uhr Bus 12 vom Lerchenweg zum Kirchplatz
	1 Stunde Chorprobe im Begegnungsraum, Stefan nach Terminzettel fragen!!!
	20.07 Uhr Bus 12 vom Kirchplatz zum Lerchenweg (mit Jan) Zuhause: Kleider rauslegen für morgen, duschen
	Tee machen und fernsehen 21.45 Uhr Zähne putzen und ins Bett

Tagesplan erstellen

Tagesplan für .... **Tag** .... **Datum** ....

Uhrzeit	Aktivität

AB 16 / Tagesplan

P

1/2

Ein Tagesplan kann Ihnen helfen,
den Tagesablauf zu kennen.
Sie können aufschreiben,
wann Sie was machen sollen.
Sie können aber auch Hobbys aufschreiben.
Oder freie Zeit zum Entspannen.
Sie können auch kleine Bilder malen oder aufkleben.

Ein Beispiel:

Uhrzeit	Aktivität
…	…
	Noch 1 Stunde arbeiten (Arbeitsplatz aufräumen!)
	Feierabend 16.13 Uhr Bus 50 von der Hauptstraße zum Lerchenweg, Lisa holt mich da ab
	Zuhause: Tasche wegräumen 1 Stunde freie Zeit: Entspannen im Garten
	Abendessen mit Lisa und Jan; Spülen Mit Jan zur Chorprobe: 18.43 Uhr Bus 12 vom Lerchenweg zum Kirchplatz
	1 Stunde Chorprobe im Begegnungsraum Stefan nach Terminzettel fragen!!!
	20.07 Uhr Bus 12 vom Kirchplatz zum Lerchenweg (mit Jan) Zuhause: Kleider rauslegen für morgen, duschen
	Tee machen und fernsehen 21.45 Uhr Zähne putzen und ins Bett

Tagesplan

Mein Tagesplan **Tag** .... **Datum** ....

Uhrzeit	Aktivität

AB 17 /

B

Wochenplan erstellen

Sie können Ihren Klienten bzw. Angehörigen durch individuelle und detaillierte Wochenpläne aktiv unterstützen. Darin können Sie reguläre Aktivitäten und Routinen (z. B. im Haushalt) festhalten. Andere Aktivitäten können eher abwechselnd oder wahlweise eingetragen werden, sodass Präferenzen oder die Tagesverfassung des Klienten berücksichtigt werden können. Planen Sie feste Termine ein, um gemeinsam die Woche zu planen. Die Details können Sie auch erst am Tag selbst besprechen und im Plan festhalten. Bedenken Sie bei der Wochenplanung auch Erholungsphasen, wie zum Beispiel einen Spaziergang an der frischen Luft.
Wochenpläne ermöglichen eine zeitliche und räumliche Strukturierung von Aktivitäten und können auch bildhaft durch Piktogramme untermauert werden.

Ein kurzes Beispiel:

	Montag	**Dienstag**	**Mittwoch**	**…**
Morgens	Feiertag! Nicht arbeiten! Ausschlafen und spät frühstücken	Sportsachen mitnehmen! 07.20 Uhr Bus 50 zur Arbeit	07.20 Uhr Bus 50 zur Arbeit	
Mittags	Fertig machen für Familientreffen; Lisa holt dich um 12.30 Uhr ab.	Arbeiten	Arbeiten	
Nachmittags	Familientreffen bei Tante Maria	Arbeiten 16.35 Uhr Bus 12 zum Sportzentrum	14.00 Uhr Jan holt dich ab 15.00 Uhr Zahnarzt	
Abends	Lisa bringt dich nach Hause. TV: Fußball gucken	17.30–19.00Uhr Fußball 19.15 Uhr Bus 20 nach Hause	Freie Zeit Entspannen Abendessen mit Jan	

Wochenplan erstellen

Wochenplan für: .... Datum: ....

	Montag	Dienstag	Mittwoch	Donnerstag	Freitag	Samstag	Sonntag
Morgens							
Mittags							
Nach-mittags							
Abends							

AB 18 / Wochenplan

P

Ein Wochenplan kann Ihnen helfen,
den Tagesablauf zu kennen.
Und einen Überblick über die Woche zu bekommen.
Sie können aufschreiben,
wann Sie was machen sollen.
Sie können aber auch Hobbys aufschreiben.
Oder freie Zeit zum Entspannen.
Sie können auch kleine Bilder malen oder aufkleben.

Ein Beispiel:

	Montag	Dienstag	Mittwoch	...
Morgens	Feiertag! Nicht arbeiten! Ausschlafen und spät frühstücken	Sportsachen mitnehmen! 07.20 Uhr Bus 50 zur Arbeit	07.20 Uhr Bus 50 zur Arbeit	
Mittags	Fertig machen für Familientreffen; Lisa holt dich um 12.30 Uhr ab.	Arbeiten	Arbeiten	
Nachmittags	Familientreffen bei Tante Maria	Arbeiten 16.35 Uhr Bus 12 zum Sportzentrum	14.00 Uhr Jan holt dich ab 15.00 Uhr Zahnarzt	
Abends	Lisa bringt dich nach Hause. TV: Fußball gucken	17.30–19.00Uhr Fußball 19.15 Uhr Bus 20 nach Hause	Freie Zeit Entspannen Abendessen mit Jan	

AB 18 /

Wochenplan

Mein Wochenplan: .... Datum: ....

	Montag	Dienstag	Mittwoch	Donnerstag	Freitag	Samstag	Sonntag
Morgens							
Mittags							
Nach-mittags							
Abends							

AB 19 /

T B

Aktivitätenpläne erstellen

Um bei Menschen mit geistiger Behinderung Gedächtnisprobleme zu kompensieren und mehr Unabhängigkeit und Selbstbestimmung zu erreichen, können Sie Tagespläne sinnvoll durch Pläne für die Durchführung einer Aktivität ergänzen.
Die Strukturierung und Zerlegung einer Aktivität in Einzelschritte ist Ihnen vielleicht auch aus dem TEACCH-Ansatz bekannt. Aktivitätenpläne können auch erwachsene Menschen mit geistiger Behinderung durch visuelle Hinweise wie Fotos, Zeichnungen oder geschriebene Wörter dabei unterstützen, eine Aktivität oder Aufgabensequenz unabhängig von Ihnen, den Betreuern und Angehörigen, auszuführen.
Beispielsweise können Sie ein Buch mit verschiedenen Seiten für Aktivitäten bzw. Sequenzen erstellen, ähnlich einem Rezeptbuch. Mit Hilfe von Hinweisen und Tokens können Sie Ihrem Klienten bzw. Angehörigen die Nutzung beibringen. Sie können den Klienten bzw. Angehörigen auch selbst die Aufgabenliste erstellen lassen, indem Bildkarten in eine Reihenfolge gebracht werden.
Alternativ können längere Arbeitsblätter mit Aufgabeninstruktionen auch in kleinere Teile zerschnitten werden: Nach Erledigung eines Aufgabenteils erhält Ihr Klient bzw. der Angehörige von Ihnen Lob und den nächsten Abschnitt.
Solche Aktivitätenpläne können Sie in Beruf, Schule, Wohnheim, Alltag und Selbstfürsorge sowie in der Freizeit und beim Übergang zwischen Aktivitäten einsetzen. Überlegen Sie sich, bei welchen Aufgaben und Tätigkeiten Sie Ihren Klienten bzw. Angehörigen durch Aktivitätenpläne unterstützen können.

Ideen für Aktivitätenpläne für ....

....

....

....

....

....

....

....

....

....

....

....

....

....

AB 20

TB

Anleitung zu Selbstinstruktion und mobilen Assistenten

Aktivitätenpläne, bei denen einzelne Aktivitäten oder Sequenzen in Einzelschritte zerlegt werden, stellen eine Möglichkeit dar, wie Menschen mit geistiger Behinderung sich selbst instruieren können. Diese können Sie als Therapeut bzw. Betreuer auch mittels moderner Technik weiterentwickeln.

So können Sie Hinweise zu einzelnen Schritten einer Aufgabe oder Aufgabenwechseln z. B. mittels Sprachmemo auf dem Handy oder einem Computerprogramm aufnehmen und Sie oder Ihr Klient spielen sie dann wieder ab. Entweder lassen Sie zur Durchführung der Schritte Pausen oder die Aufnahme wird für diese Zeit angehalten.

Sogenannte Cognitive Assistive Devices wie z. B. Handheld-Computer oder Handys können ebenfalls bei der Aktivitätenplanung und unabhängigen Aufgabendurchführung unterstützen, indem Countdowns gezählt werden, Tages- und Wochenpläne oder das schrittweise Vorgehen bei einer Aufgabe visuell und auditiv abgerufen werden können. Mobile Assistenten können im Haushalt, beim Einkaufen oder zum Geldabzählen, beim Arbeiten oder bei sozialer Kommunikation ein nützliches Gerüst und die Möglichkeit für mehr Selbstbestimmung bieten. Zeigen Sie Ihrem Klienten bzw. Angehörigen, dass Sie gegenüber modernen Assistenten offen eingestellt sind und gerne bei der Anwendung unterstützen. Überlegen Sie sich, bei welchen Aufgaben und Tätigkeiten Sie Ihren Klienten bzw. Angehörigen durch Selbstinstruktionsstrategien unterstützen können.

Ideen zu Selbstinstruktionsstrategien und -aufgaben für ....

INFO 18 / Anleitung zur Förderung von Selbstbestimmung und Compliance

T

Zur Steigerung der Lebensqualität, der Unabhängigkeit und der persönlichen Kontrolle sind Interventionen zur Förderung der Selbstbestimmung von Menschen mit geistiger Behinderung notwendig. Für Sie als Therapeut sind hier einige Tipps zur Förderung der Selbstbestimmung Ihres Patienten zusammengestellt:

- Begegnen Sie Ihrem Patienten mit Respekt und Akzeptanz. So kann er sich auch selbst wertschätzen in seiner Einzigartigkeit, mit allen Stärken und Schwächen, Werten und Präferenzen. Stärken Sie das Selbstbewusstsein des Patienten, indem Sie seine Fähigkeiten, Ressourcen und Erfolge betonen.
- Bieten Sie in der Therapieplanung und während der Sitzungen Möglichkeiten zur selbstbestimmten Gestaltung für den Patienten. Berücksichtigen Sie die Präferenzen und Bedürfnisse des Patienten.
- Lassen Sie den Patienten Entscheidungen treffen und veranschaulichen Sie Wahlmöglichkeiten bildhaft.
- Trainieren Sie die Selbstfürsprache, das Durchsetzungsvermögen sowie Problem- und Konfliktlösefähigkeiten des Patienten. Stärken Sie seine Kontrollüberzeugungen. Üben Sie auch mit ihm, sich Unterstützung zu suchen.
- Schaffen Sie Zielorientierung. Erarbeiten Sie mit dem Patienten Pläne zur Zielerreichung und spielen Sie diese durch. Dazu eignet sich bspw. das Arbeitsmaterial von Kapitel 3.
- Der Patient soll seine Ergebnisse erleben und daraus lernen, d. h. auch vergleichen zwischen erwarteten und tatsächlichen Ergebnissen und Leistungen. Lassen Sie den Patienten daher seine Resultate bewerten und insbesondere Erfolge wahrnehmen.
- Verstärken Sie Versuche des Patienten, Kontrolle über sich selbst auszuüben.
- Vielleicht können Umweltveränderungen wie eine weniger strenge gesetzliche Betreuung, mehr Wahlmöglichkeiten oder eine individualisierte Wohnumgebung Selbstbestimmung erleichtern. Besprechen Sie Ideen mit den Bezugspersonen des Patienten.
- Verdeutlichen Sie den Bezugspersonen des Patienten, durch welche Prinzipien sie die Selbstbestimmung des Patienten fördern können (z. B. Achtung von Präferenzen und unabhängigen Entscheidungen sowie das Anbieten von Wahlmöglichkeiten in täglichen Routinen). Nutzen Sie dazu auch AB 21 für Bezugspersonen. Eventuell können Sie in einer gemeinsamen Therapiesitzung auch eine typische Situation durchspielen und modellieren.
- Führen Sie sich selbst sowie den Bezugspersonen des Patienten vor Augen, dass Sie als Rollenmodell für den Patienten dienen, auch im Hinblick auf selbstbestimmtes Verhalten.

Menschen mit geistiger Behinderung können in Entscheidungsprozessen eine aktive Rolle einnehmen, wenn Selbstbestimmungskompetenzen gefördert werden. Dennoch gibt es auch im Alltag von Menschen mit geistiger Behinderung Aufgaben, die ungern ausgeführt werden, aber unumgänglich sind, und bei denen Präferenzen und Unabhängigkeit weniger Beachtung finden können. Das kann dazu führen, dass in solchen Situationen problematische Verhaltensweisen und Non-Compliance auftreten. Funktionale Analysen sind ein nützliches Instrument, um die Beziehung zwischen Umweltfaktoren (Routinen, Anforderungen etc.) und Verhaltensauffälligkeiten von Menschen mit geistiger Behinderung herzustellen. Funktionale Analysen decken Verstärker auf, die solches Verhalten aufrechterhalten, und leiten entsprechende Interventionsstrategien ab.

Viele funktionale Analysen von Problemverhalten zeigen, dass Verhaltensauffälligkeiten häufig bei Anforderungen, Bitten oder (schweren) Aufgaben auftreten und diese Art von Umgehen dieser Anforderung oder Aufgabe eine negative Verstärkung darstellt. Wenn eine funktionale Analyse ergibt, dass eine gestellte Aufgabe unumgänglich ist, bietet es sich an, die Strategie des behavioral momentum zu nutzen. Diese geht davon aus, dass, wenn einer Bitte, bei der ein Klient gewöhnlich Widerstand zeigt, eine Reihe von Bitten mit hoher Wahrscheinlichkeit für Erfüllung und starke Verstärkung vorangestellt wird, auch diese letzte unangenehme Anforderung erfüllt wird. Für den Erfolg sind jedoch starke Verstärker in der Phase der Anforderungen mit hoher Wahrscheinlichkeit und die Anwendung der Einbettungsstrategie durch alle Betreuer notwendig. Generell gilt, dass präzise Anforderungen (»Bitte, …«, »Du musst …«), langsame Steigerung von Anforderungen sowie Verstärkung und Kontingenzmanagement wichtige Strategien zur Erhöhung der Compliance sind. Wenn direktive Hinweise nicht erfolgreich sind, können auch nicht-direktive Hinweise wie »Es sieht schön aus, wenn dein Haar gekämmt ist« (anstatt »Kämme deine Haare!«) und nicht-kontingente Verstärkung die Compliance erhöhen. Auch die bereits beschriebenen Tagespläne und Aktivitätenpläne mit Visualisierung der Einzelschritte können Vermeidungsverhalten reduzieren.

AB 21 /

B

Selbstbestimmung und Wahlfreiheit ermöglichen

Die Förderung der Selbstbestimmung von Menschen mit geistiger Behinderung kann sich positiv auf ihre Lebensqualität und das Erleben von persönlicher Kontrolle und Unabhängigkeit auswirken. Sie als Betreuer oder Angehöriger können Ihren Klienten bzw. Angehörigen in Entscheidungsprozessen eine aktive Rolle einnehmen lassen und so seine Selbstbestimmungskompetenzen fördern.
Hier sind einige Beispiele aufgelistet, wie Sie Selbstbestimmung und Wahlfreiheit zu Hause, im Beruf sowie in der Freizeit und bei sozialen Aktivitäten fördern können:

- Sie können Ihren Klienten bzw. Angehörigen Vorlieben bezüglich beruflicher Aufgaben oder Wohnsituationen äußern lassen.
- Sie können Ihren Klienten bzw. Angehörigen zum Beispiel mit Hilfe von bildhaften Plänen über Aktivitäten und ihre Reihenfolge entscheiden lassen.
- Sie können Ihren Klienten bzw. Angehörigen eigene Ziele, zum Beispiel hinsichtlich der beruflichen Karriere, setzen und evaluieren lassen.
- Sie können Ihren Klienten bzw. Angehörigen in Selbstregulationsstrategien wie Durchsetzungsvermögen, Problemlösen, Kontrollüberzeugung trainieren. Dazu können auch Rollenspiele und Feedback nützlich sein. Beispielsweise können Sie lehren, wie man Probleme beschreibt und um Hilfe bittet.
- Sie können helfen, die Umwelt des Klienten bzw. Angehörigen zu verändern, zum Beispiel durch eine individualisierte Wohnumgebung.
- Sie können mehr Wahlmöglichkeiten anbieten und auf Vorlieben achten.
- Gestalten Sie eine eventuelle gesetzliche Betreuung als Begleiter und Förderer von Entwicklung.

Sie können in Ihren täglichen Routinen bewusst das Augenmerk auf die Förderung von Selbstbestimmung lenken und selbst als Modell dienen, von dem Ihr Klient bzw. Angehöriger lernen kann.

Überlegen Sie sich dazu auch: Was verstehe ich unter Selbstbestimmung?

INFO 19 / B

Compliance fördern

Compliance

- Konsequentes Befolgen von Vorgaben
- Einhalten von Regeln
- Erfüllen von Aufgaben

Menschen mit geistiger Behinderung müssen bei der Arbeit oder im Haushalt immer wieder auch Aufgaben erledigen, die sie nur ungern ausführen. Das kann dazu führen, dass in solchen Situationen problematische Verhaltensweisen und Non-Compliance (d. h. unkooperatives Verhalten wie Nichtbefolgung von Regeln) auftreten.
Die Analyse dieses Problemverhaltens zeigt meist, dass Verhaltensauffälligkeiten häufig bei Anforderungen, Bitten oder (schweren) Aufgaben auftreten. Durch das Problemverhalten entkommen die Klienten den gestellten Anforderungen. Dies wird als negative Verstärkung bezeichnet.
Manche Aufgaben sind aber unumgänglich. Dann bietet es sich für Sie als Betreuer an, die Strategie des sogenannten behavioral momentum zu nutzen. Diese geht davon aus, dass, wenn einer Bitte, bei der Ihr Klient bzw. Angehöriger gewöhnlich Widerstand zeigt, eine Reihe von Bitten mit hoher Wahrscheinlichkeit für Erfüllung und starke Verstärkung vorangestellt werden, auch diese letzte unangenehme Anforderung erfüllt wird. Durch diese Einbettung wird die Compliance mit unangenehmen aber unumgänglichen Aufgaben erreicht.

Hier sind einige Möglichkeiten zur Förderung der Compliance aufgelistet:

- Stellen Sie unangenehmen Anforderungen immer Bitten voraus, die sehr wahrscheinlich erfüllt werden. Verstärken und loben Sie die Erfüllung der Bitten. Achten Sie darauf, dass alle Bezugspersonen diese Strategie anwenden.
- Stellen Sie präzise Anforderungen (»Bitte, …«, »Du musst …«).
- Steigern Sie die Anforderungen langsam.
- Nutzen Sie Verstärkung (z. B. Kontingenzmanagement, Lob und andere Belohnungen).
- Wenn direktive Hinweise nicht erfolgreich sind, können auch nicht-direktive Hinweise wie »Es sieht schön aus, wenn dein Haar gekämmt ist« (anstatt »Kämme deine Haare!«) verwendet werden.
- Auch Tagespläne und Aktivitätenpläne mit Visualisierung der Einzelschritte können Vermeidungsverhalten reduzieren.

KAPITEL 5 /

Arbeit mit Emotionen

5.1 Hintergrund und Einführung

Menschen mit depressiven Störungen leiden häufig darunter, dass sie Emotionen wie Traurigkeit, innere Leere und Hoffnungslosigkeit sehr intensiv und andauernd erleben, während sie dagegen Freude, Stolz oder Hoffnung weniger oder kaum noch spüren. Probleme im Umgang mit Emotionen sind ein wichtiger Faktor in der Entstehung und Aufrechterhaltung von Depressionen. In der Behandlung von depressiven Störungen kommt der Auseinandersetzung mit Gefühlen, d. h. deren Erkennen, Akzeptieren und Regulieren, daher ein hoher Stellenwert zu.

Bei Menschen mit geistiger Behinderung ist die Arbeit mit Emotionen besonders angezeigt, denn sie haben häufig Schwierigkeiten, Emotionen bei sich und anderen zu erkennen (Alexithymie), zu benennen und zu verstehen. Theory-of-Mind- und Empathiedefizite liegen nicht nur bei Menschen mit Autismus sondern auch bei geistiger Behinderung vor. Zudem können Menschen mit geistiger Behinderung spontane emotionale Reaktionen (insbesondere Wut), ihre Intensität und Dauer meist nur schwer modifizieren. Es treten häufig Probleme im Ausdruck, in der Regulation und Kontrolle von Gefühlen auf (Baurain et al., 2013; Fiasse & Nader-Grosbois, 2012). Einige Publikationen weisen zudem auf die eingeschränkte Wahrnehmung des Zusammenhangs zwischen Emotionen, Situationen, Gedanken und Verhalten sowie der Ursachen und Konsequenzen von Emotionen hin (Fiasse & Nader-Grosbois, 2012; García-Villamisar et al., 2010; Hebblethwaite et al., 2011), während andere beschreiben, dass Menschen mit geistiger Behinderung diese Fähigkeit haben (Hassiotis et al., 2011; Sams, Collins & Reynolds, 2006). Auch wenn festgehalten werden kann, dass die affektive Entwicklung von Menschen mit geistiger Behinderung Defizite aufweist, ist doch die Variabilität zwischen den Individuen (Corcoran, 1982; Sams et al., 2006) und die Abhängigkeit vom Schweregrad der Behinderung (Wood & Kroese, 2007) zu beachten.

Emotionale Intelligenz und aktives emotionales Coping sind bedeutend für die soziale Kompetenz und soziale Anpassung sowie für positive interpersonelle Beziehungen (Fiasse & Nader-Grosbois, 2012; García-Villamisar et al., 2010). Außerdem ist emotionale Kompetenz positiv mit der Lebensqualität, -zufriedenheit und dem Wohlbefinden von Menschen mit geistiger Behinderung assoziiert (Rey et al., 2013). Bei Interventionen für Menschen mit geistiger Behinderung ist daher das Training von Emotionserkennung und Selbstwahrnehmung sowie der Emotionsregulation und des Ausdrucks (v. a. bei negativen Emotionen) bedeutend (Nader-Grosbois et al., 2013; Rey et al., 2013). Bei Menschen mit geistiger Behinderung und depressiven Störungen gilt es zudem, Emotionen zu stabilisieren, die Stimmung zu verbessern und Verhaltensauffälligkeiten vor dem Hintergrund von Emotionen und Distress zu verstehen (Carr et al., 2003; Davies et al., 2015). Im Folgenden werden Methoden der Emotionsarbeit vorgestellt.

Validieren und Spiegeln

Die Validierung der depressiven Stimmung und der Erfahrungen des Patienten in der therapeutischen Kommunikation sind ein wichtiger Beitrag zur Stabilisierung von Patienten mit geistiger Behinderung (Bakken et al., 2014). Darüber hinaus können Therapeuten die emotionalen Kompetenzen des Patienten fördern, indem sie im Gespräch Gefühle spiegeln. Beispielsweise kann der Gesichtsausdruck oder die Wortwahl des Patienten verbal aufgegriffen werden (Corcoran, 1982; LPK-BW, 2014).

Förderung der Emotionserkennung

Trainings zur Verbesserung der Emotionserkennung bei Menschen mit geistiger Behinderung verwenden erfolgreich folgende Methoden, die mit Hilfe von Wiederholung, Hinweisen und direkter Korrektur trainiert werden:

- Zeigen und Benennen von Charakteristiken emotionaler Gesichtsausdrücke
- Auswahl eines passenden Bildes von verschiedenen Bildern im Hinblick auf eine erzählte Geschichte
- Diskussion von Videos
- Malen von Emotionen
- Herausarbeiten individueller Charakteristiken des Emotionsausdrucks
- emotionale Gesichtsausdrücke produzieren (Wood & Kroese, 2007)

Gefühlsmonitoring

Interventionen hierzu sind bei affektiven Störungen häufig Gefühlstagebücher oder tägliches Stimmungsmonitoring, z. B. mittels Stimmungsskalen (z. T. in Kombination mit Gedankenmonitoring). Sie dienen neben der Reflektion eigener Gefühle auch dazu, Zusammenhänge zwischen Gefühlen, Verhalten und Gedanken herzustellen (Abel & Hautzinger, 2013; Esbensen & Benson, 2006).

Förderung von Ausdruck und Selbstöffnung

Methoden der Kunst- und Gestalttherapie bieten die Möglichkeit zur Reflektion und Verbalisierung von Gefühlen, von Ausdruck, Selbstgefühl und Kontrolle über das eigene Tun sowie Erfolgserlebnisse durch kreatives Schaffen wie z. B. Malen. Emotionsfokussierte Kreativität kann Wohlbefinden und Freude steigern und depressive Symptome reduzieren (Lee, 2007; Lee & Hartmann-Kottek, 2011). Auch Musik kann sich positiv auf den affektiven Ausdruck und Verhaltensauffälligkeiten auswirken (Silber, 2008).

Menschen mit geistiger Behinderung und vor allem jene, die herausforderndes Verhalten zeigen, haben häufig Defizite im Körpererleben. Eine Verbesserung der Wahrnehmung von Körpersignalen durch Bewegung in psychomotorischen Therapien kann auch zu Verbesserungen in der Emotionswahrnehmung und -regulation führen (Emck et al., 2012).

Förderung der Emotionsregulation

Emotionsregulation bei Menschen mit geistiger Behinderung bezieht sich häufig auf Verhaltensauffälligkeiten, deren emotionale Basis von Bedeutung ist. Wutanfälle als typische Verhaltensauffälligkeiten können in Verhaltensanalysen genauer eruiert werden. Es gilt dann sowohl bestimmte Aspekte der Umwelt zu verändern als auch dem Patienten Copingstrategien an die Hand zu geben. Rollenspiele zu adaptivem und nicht-adaptivem Verhalten in Reaktion auf Wut sowie Videofeedback und Brainstorming zu alternativem Verhalten sind sowohl in Einzel- als auch Gruppentherapien indizierte Methoden. Die Anforderungen der gespielten Situationen sollten dabei nach und nach gesteigert werden. In späteren Sitzungen können die Patienten anhand realer Herausforderungen wie Provokationen gelernte Skills ausprobieren und trainieren. Dazu werden den Patienten auch Techniken zur Erregungsreduktion vermittelt.

Die achtsamkeitsbasierte Psychotherapie nutzt Selbstregulation zur Verbesserung der Affektregulation und -toleranz sowie zur Förderung von Aufmerksamkeit und Entspannung. Durch Modeling und Erfahrungsübungen können Patienten mit geistiger Behinderung lernen, was Achtsamkeit bedeutet und wie sie sich selbst besänftigen und mit Stress umgehen können. Bei Ängsten, Stress, negativer Stimmung, Aggressionen und selbstverletzendem Verhalten kann von achtsamkeitsbasierter Therapie profitiert werden (Robertson, 2011). Achtsamkeitsbasierte Verfahren wie die Akzeptanz und Commitment Therapie (ACT), die dialektisch-behaviorale Therapie (DBT), und mindfulness-basierte kognitive und kognitiv-behaviorale Therapien (MBCBT) sind bereits erfolgreich bei dieser Patientengruppe angewendet worden (Robertson, 2011). Das deutsche DBToP-gB-Manual für die Gruppenarbeit zur Behandlung emotionaler Instabilität bei Menschen mit geistiger Behinderung beinhaltet beispielsweise Übungen zur Stresstoleranz, Impulsregulation, Emotionserkennung und zur Entspannung (Elstner et al., 2012). Aus der MBCBT stammen Techniken wie die Fußsohlen-Meditationen für Erwachsene mit leichter geistiger Behinderung und Aggressionen (Singh et al., 2003). Zu nennen ist weiterhin das Stop-Think-Relax-Programm von Chapman, Shedlack und France (2006), das kognitiv-behaviorale Techniken insbesondere bei Wut- und Angstproblematiken einsetzt.

5.2 Überblick Arbeitsmaterialien

In diesem Kapitel finden Sie folgende Arbeitsmaterialien:

- INFO 20 / *Validieren, Spiegeln und Verbalisieren von Gefühlen*: In der Arbeit mit Emotionen des Patienten sind das Validieren, Spiegeln und Verbalisieren von Gefühlen durch den Therapeuten wichtige Techniken, die auf diesem Informationsblatt erläutert werden.
- AB 22 / *Gefühle in Gesichtern erkennen*: In Piktogrammen von Gesichtern kann der Patient hier verschiedene Gefühle sehen und typische Erkennungsmerkmale benennen.
- AB 23 / *Gefühle in Fotos erkennen*: Aufbauend auf AB 22 kann der Patient hier anhand realistischer Fotos von Gesichtern das Erkennen von Gefühlen üben.
- AB 24 / *Gefühle in Gesichter malen*: Auf diesem Arbeitsblatt wird der Patient dazu aufgefordert, die vier Grundemotionen selbst in Gesichter zu zeichnen. Die Erkennungsmerkmale können so besser eingeprägt werden.
- INFO 21 / *Anleitung zum Umgang mit Gefühlstagebüchern, Spannungsprotokollen und Stimmungsbarometern*: Die Arbeitsblätter 25 bis 27 befassen sich mit Gefühlstagebüchern, Spannungsprotokollen und Stimmungsbarometern, bei deren Einsatz Therapeuten einige Hinweise beachten sollten. Dieses Informationsblatt stellt daher einige Tipps zum Umgang mit diesen Techniken zusammen.
- AB 25 / *Gefühls-Tagebuch*: Dieses Arbeitsblatt bietet eine kurze Anleitung für den Patienten und einen Vordruck für ein Gefühlstagebuch mit Piktogrammen. Viermal am Tag soll der Patient seine Gefühle festhalten.
- AB 26 / *Spannungs-Protokoll*: Das Spannungs-Protokoll veranschaulicht die Anspannung für den Patienten bildhaft durch einen Luftballon, der aufgepustet wird, bis er platzt. Viermal täglich soll der Patient so seine Anspannung notieren.
- AB 27 / *Stimmungs-Barometer*: Auf einer durch Piktogramme symbolisierten Skala soll der Patient hier seine Stimmung einschätzen.
- AB 28 / *Gefühle im Körper spüren*: Auf diesem Arbeitsblatt soll der Patient ein Gefühl aussuchen und in einem Bild markieren, wo er das Gefühl im Körper spüren kann.
- AB 29 / *ABC-Übungen*: Mithilfe dieses Arbeitsblattes kann der Therapeut den Patienten dazu anleiten, auch die Auslöser und Folgen von Gefühlen zu betrachten. Antecedent-Behavior-Consequence-Analysen können zum Beispiel mit Bildergeschichten erarbeitet werden.
- INFO 22 / *Anleitung zur Darstellung von Gefühlen*: Die Darstellung von Gefühlen durch Mimik, Gestik und Körperhaltung kann das Verständnis für Gefühle vertiefen. So kann der Therapeut Emotionen darstellen und dann den Patienten dazu anleiten. Auf diesem Informationsblatt finden Therapeuten dazu einige Ideen.
- AB 30 / *Kreativen Ausdruck und Selbstöffnung fördern*: Auf diesem Arbeitsblatt finden Therapeuten Anregungen zur Einbindung erlebnisaktivierender, kreativer Methoden.
- AB 31 / *ABC-Rollenspiele und adaptive Reaktionen*: Therapeuten erhalten hier konkrete Vorschläge und Anleitungen zur Erarbeitung des Dreischritts Antecedent-Behavior-Consequence in Rollenspielen. Der Fokus kann hier bewusst auf adaptive Reaktionen des Patienten gelegt werden.
- INFO 23 / *Emotionen in Video- und Audioaufnahmen erkennen*: Dieses Informationsblatt zeigt die Möglichkeit auf, das Erkennen von Emotionen in realitätsnahen, natürlichen Situationen und Interaktionen zu trainieren, indem vom Therapeuten Video- und Audioaufnahmen eingesetzt werden.
- AB 32 / *Das hilft mir bei starken Gefühlen*: Patienten finden auf diesem Arbeitsblatt eine Auflistung möglicher Strategien zur Überwindung von Anspannung und negativen Gefühlen. Der Patient kann die für ihn hilfreichen Strategien kategorisieren.
- AB 33 / *Anleitung zur Fußsohlen-Meditation*: Dieses Arbeitsblatt erläutert dem Therapeuten die Technik der Fußsohlen-Meditation. Sie dient zur Emotionsregulation des Patienten. Außerdem enthält das Arbeitsblatt eine wörtliche Anleitung.
- AB 34 / *Fußsohlen-Übung*: Diese Handreichung für den Patienten veranschaulicht die fünf Schritte der Fußsohlen-Meditation mit Hilfe von Piktogrammen und einfachen Sätzen.

- AB 35 / *Anleitung zur Stop-Think-Relax-Technik*: Zur Emotionsregulation des Patienten kann der Therapeut auch die Stop-Think-Relax-Technik einführen. Das Arbeitsblatt enthält dazu auch eine konkrete Instruktion sowie Hinweise zur Weiterarbeit.
- AB 36 / *Stoppen – Nachdenken – Entspannen*: Diese Handreichung für Patienten zeigt den Dreischritt Stoppen-Nachdenken-Entspannen durch Piktogramme. Zudem kann der Patient sich zu jedem Schritt Notizen machen.
- AB 37 / *Wutanfälle verstehen und damit umgehen*: Dieses Arbeitsblatt dient der funktionalen Analyse von Wutanfällen. Durch Fragen in leichter Sprache wird der Patient angeleitet, den Ablauf eines Wutanfalls zu rekonstruieren und Bewältigungsmöglichkeiten aufzudecken.
- AB 38 / *Wutanfälle verstehen und bewältigen*: Als Ergänzung oder Alternative zu AB 37 kann die funktionale Analyse der Wutanfälle auch durch die Bezugspersonen durchgeführt werden. Die Arbeitsblätter sind strukturell gleich aufgebaut.
- AB 39 / *Depressive Stimmung verstehen und damit umgehen*: Dieses Arbeitsblatt dient der funktionalen Analyse depressiver Stimmungen. Durch Fragen in leichter Sprache wird der Patient angeleitet, die Ursachen und Folgen depressiver Stimmung sowie Bewältigungsmöglichkeiten zu erkunden.
- AB 40 / *Depressive Stimmung verstehen und bewältigen*: Als Ergänzung oder Alternative zu AB 39 kann die funktionale Analyse der depressiven Stimmung auch durch die Bezugspersonen durchgeführt werden. Die Arbeitsblätter sind strukturell gleich aufgebaut.

INFO 20 /

T

Validieren, Spiegeln und Verbalisieren von Gefühlen

Die therapeutische Kommunikation sowie die Begegnung mit dem sozialen Umfeld sollten von Respekt, Empathie und Sensibilität gegenüber der psychischen Erkrankung des Patienten geprägt sein. Die Validierung der depressiven Stimmung und der Erfahrungen des Patienten sind ein wichtiger Beitrag zur psychischen Stabilisierung des Patienten sowie für den Beziehungsaufbau zwischen Patient und Therapeut. Dies setzt eine Atmosphäre des Verständnisses und des Ausdrucks der vollen Bandbreite der Gefühle voraus. In einem Setting, in dem nicht die Beurteilung, sondern Verständnis und Wertschätzung angeboten werden, kann der Patient lernen, sich selbst trotz seiner Schwächen und Probleme wertzuschätzen. Hilfreich sind sicher die Grundhaltungen der klientenzentrierten Gesprächsführung:

- Sie sollten eine *akzeptierende, wertschätzende Haltung* einnehmen: Eigene Wertungen sollten zwar registriert werden, aber nicht in das Gespräch einfließen. Reflektieren Sie daher Ihre Haltung gegenüber dem Patienten (schon während des Gesprächs).
- *Echtheit* des Therapeuten, d. h. wirkliches Interesse am Patienten, seinen Gedanken und Gefühlen, bedeutet auch, dass Sie als Therapeut dem Patienten so gegenübertreten, wie Sie wirklich sind, und offen über Ihre Gefühle und Einstellungen reden sollten (Modellrolle).
- *Empathie* bedeutet, die Probleme und Emotionen einer anderen Person so wahrzunehmen, als ob man diese Person wäre. Einfühlendes Verstehen meint das Bemühen, den Patienten in seinem Erleben zu verstehen. Hierzu gehört von Seiten des Therapeuten das Spiegeln der Gefühle: Dabei teilt der Therapeut dem Patienten mit, was er glaubt, vom Erleben des Patienten verstanden zu haben, und überprüft dies. So fühlt sich der Patient immer mehr verstanden und wird sich weiter öffnen.

Die Grundlage für jede Emotionsregulation ist, dass sich der Patient seiner Gefühle bewusst ist. Hier setzt das Spiegeln von Gefühlen des Patienten an: Spiegeln Sie die in Gestik und Mimik offen gelegten Emotionen durch Ihre eigene Körpersprache und erkennen Sie sie so an. Zudem können Sie so die Körperwahrnehmung des Patienten schulen. Alternativ können Sie den Gesichtsausdruck des Patienten verbal spiegeln. Interessant sind hier auch Reaktionen auf diese Reflektion, also Gefühle des Patienten, die der Therapeut wiederum rückmelden kann.

Zudem können Sie den Kontakt des Patienten zur Realität und die Konzentration auf Aktuelles durch verbale Reflektionen bezüglich aktueller Situationen oder Körpermerkmale des Patienten fördern, zum Beispiel:

- »Sie sind gerade sehr ruhig.«
- »Es ist warm heute.«
- »Sie wippen mit dem Fuß.«

Auch Verbalisierungen des Patienten können aufgegriffen werden. Hören Sie aufmerksam zu und stellen Sie vertiefende Nachfragen, um zu klären, ob Sie den Patienten wirklich richtig verstanden haben. Lassen Sie den Patienten ausreden und geben Sie dann mit eigenen Worten wieder, was Sie verstanden haben. Dieses umschreibende Zuhören wird als Paraphrasieren bezeichnet. Dadurch signalisieren Sie Ihr Interesse und den Wunsch, den Patienten wirklich zu verstehen. Zudem helfen Sie dem Patienten, schneller auf das eigentliche Problem und sein Anliegen zu sprechen zu kommen. Aktives Zuhören beinhaltet daher auch, die Gefühlslage des Klienten zu erfassen und zu benennen (Verbalisierung emotionaler Erlebnisinhalte). Der Patient kann dies bestätigen und konkretisieren oder auch zurückweisen. So kann der Patient ausführlich vom inneren Erleben berichten und neue Aspekte und Zusammenhänge finden. Es gilt, je mehr Sie das innere Erleben des Patienten verbalisieren, desto höher ist die Selbstexploration des Patienten.

Achten Sie vor allem bei Patienten mit Intelligenzminderung auf eine verständliche Sprache (ohne Fremdwörter) und greifen Sie die Wortwahl des Patienten auf!

Behalten Sie auch in Erinnerung, dass das Spiegeln von explizit und implizit gezeigten Gefühlen eine wichtige Technik ist, um Vertrauen in der Beziehung aufzubauen. Das Aussprechen von Emotionen und das Gefühl, dass ihm zugehört wird, können für den Patienten zudem entlastend sein.

Das Verständnis und klare Benennen der eigenen Gefühlslage ist für den Patienten wichtig, um in einem nächsten Schritt den Umgang mit diesen Emotionen lernen zu können, sowie für Sie als Therapeut, damit Sie geeignete Hilfestellungen geben können. Validieren, Spiegeln und Verbalisieren von Gefühlen des Patienten sind daher grundlegend für alle weiteren Interventionen.

AB 22 /

Gefühle in Gesichtern erkennen

Hier sehen Sie verschiedene Gesichter.
Jedes Gesicht zeigt ein anderes Gefühl.

Versuchen Sie herauszufinden,
welches Gefühl es ist:

- Angst
- Freude
- Scham
- Wut
- Stolz
- Trauer

Woran erkennen Sie das Gefühl?

<table>
<tr><td rowspan="2">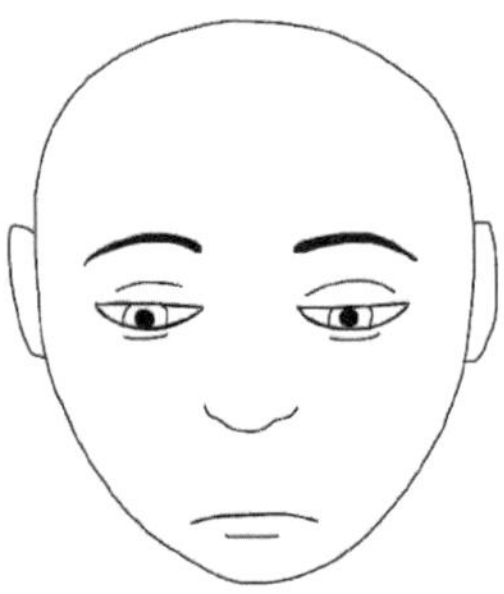</td><td>Gefühl:</td></tr>
<tr><td>Daran erkenne ich das Gefühl:</td></tr>
<tr><td rowspan="2">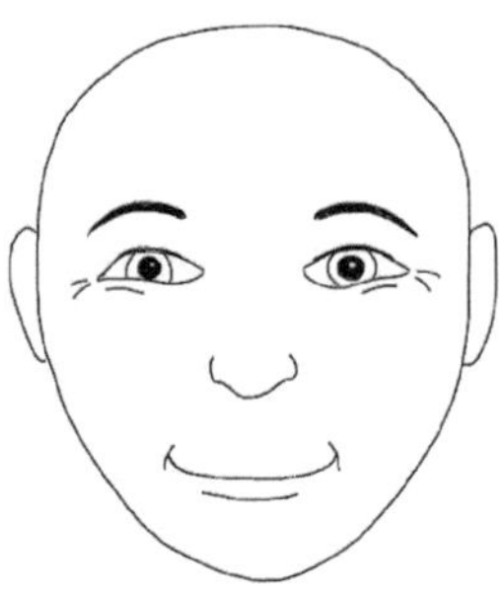</td><td>Gefühl:</td></tr>
<tr><td>Daran erkenne ich das Gefühl:</td></tr>
</table>

Gefühle in Gesichtern erkennen

<table>
<tr><td rowspan="2">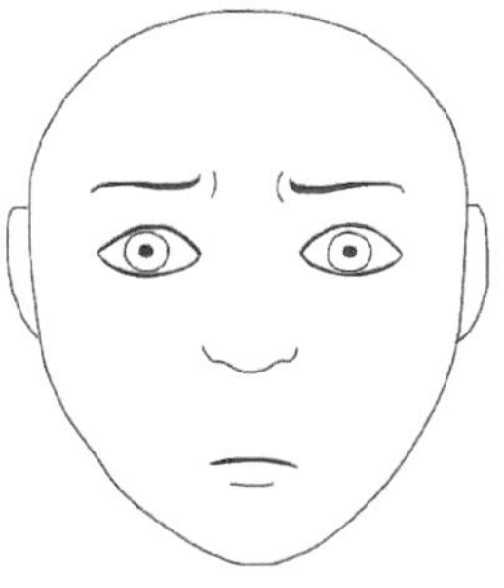</td><td>Gefühl:</td></tr>
<tr><td>Daran erkenne ich das Gefühl:</td></tr>
<tr><td rowspan="2">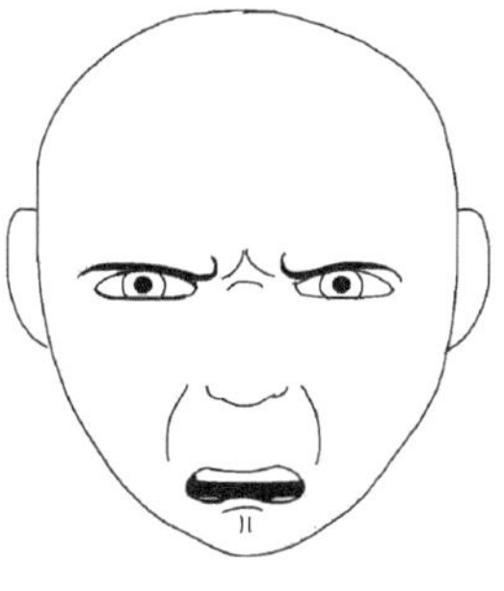</td><td>Gefühl:</td></tr>
<tr><td>Daran erkenne ich das Gefühl:</td></tr>
<tr><td rowspan="2">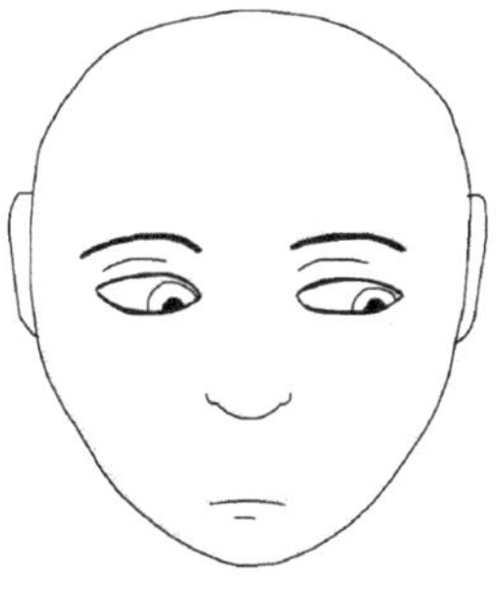</td><td>Gefühl:</td></tr>
<tr><td>Daran erkenne ich das Gefühl:</td></tr>
<tr><td rowspan="2">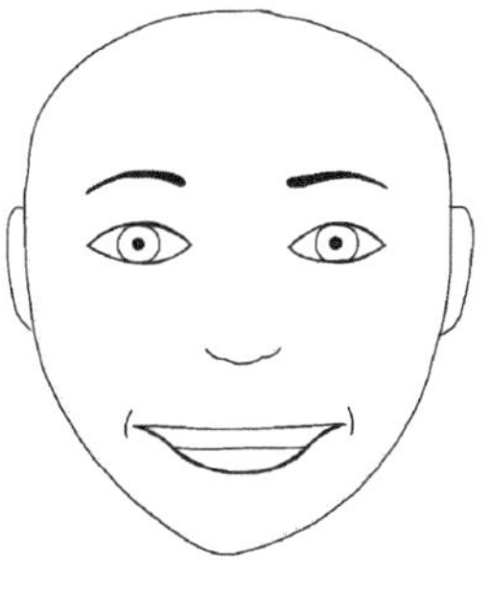</td><td>Gefühl:</td></tr>
<tr><td>Daran erkenne ich das Gefühl:</td></tr>
</table>

AB 23 / Gefühle in Fotos erkennen

Hier sehen Sie verschiedene Gesichter.
Jedes Gesicht zeigt ein anderes Gefühl.

Versuchen Sie herauszufinden,
welches Gefühl es ist:

- Angst
- Freude
- Scham
- Wut
- Stolz
- Trauer

Woran erkennen Sie das Gefühl?

<table>
<tr><td rowspan="2">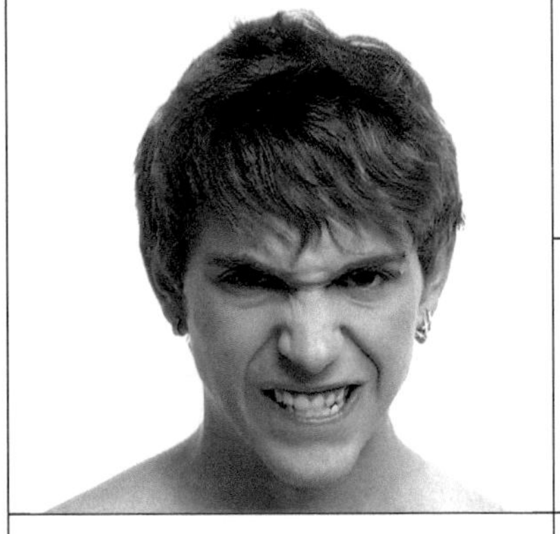</td><td>Gefühl:</td></tr>
<tr><td>Daran erkenne ich das Gefühl:</td></tr>
<tr><td rowspan="2">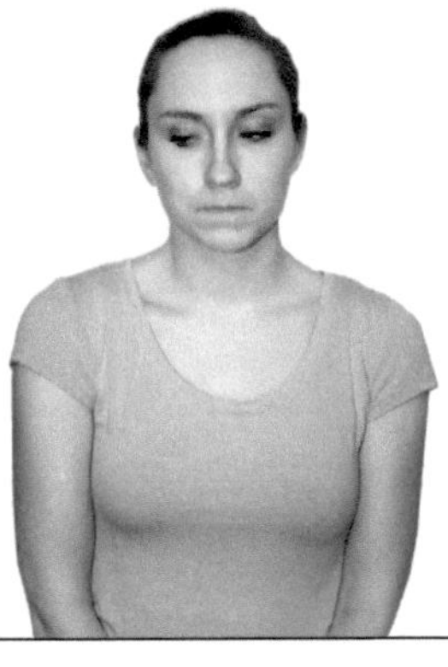</td><td>Gefühl:</td></tr>
<tr><td>Daran erkenne ich das Gefühl:</td></tr>
</table>

Gefühle in Fotos erkennen

<table>
<tr><td rowspan="2">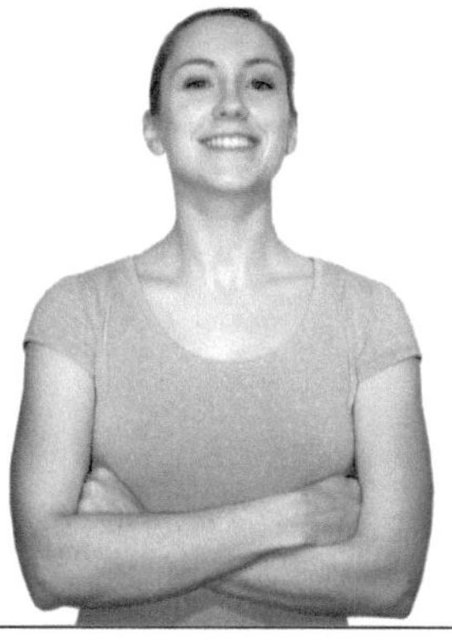</td><td>Gefühl::</td></tr>
<tr><td>Daran erkenne ich das Gefühl:</td></tr>
<tr><td rowspan="2">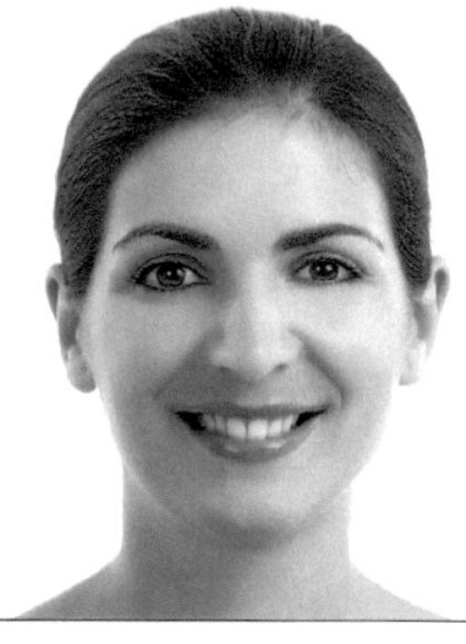</td><td>Gefühl:</td></tr>
<tr><td>Daran erkenne ich das Gefühl:</td></tr>
<tr><td rowspan="2">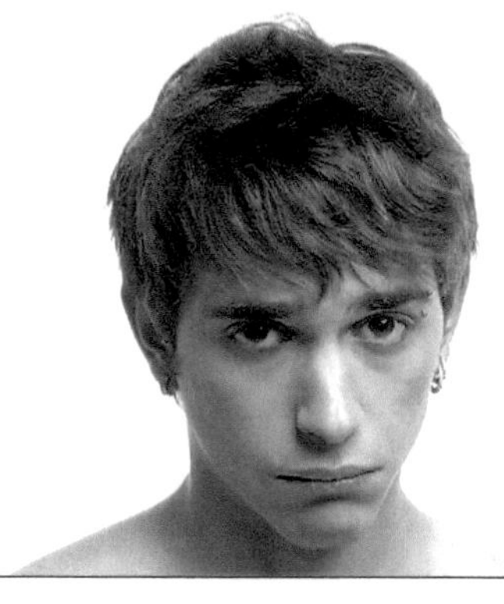</td><td>Gefühl:</td></tr>
<tr><td>Daran erkenne ich das Gefühl:</td></tr>
<tr><td rowspan="2">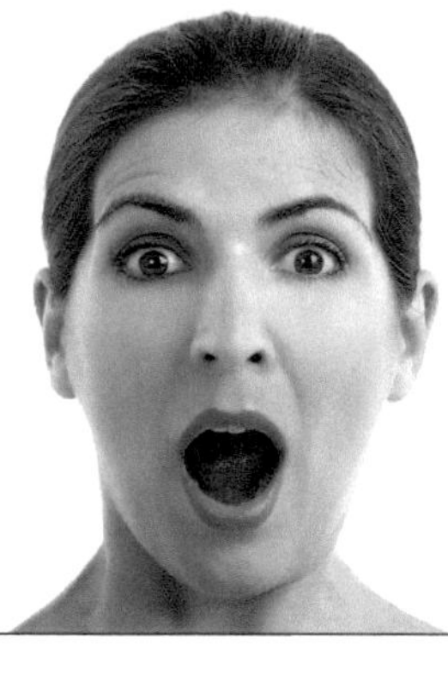</td><td>Gefühl:</td></tr>
<tr><td>Daran erkenne ich das Gefühl:</td></tr>
</table>

AB 24 / Gefühle in Gesichter malen

P

Hier sind 4 Gesichter.
Die haben noch keine Augen, keine Augen-Brauen,
keine Nase und keinen Mund.

Malen Sie das Gesicht so,
dass es fröhlich, traurig, wütend oder ängstlich aussieht.

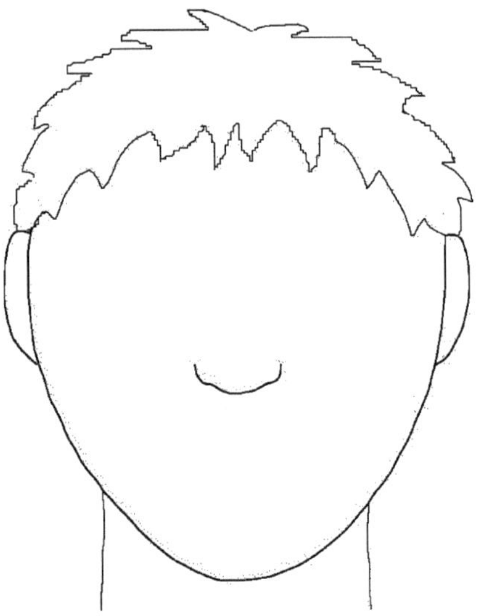

fröhlich

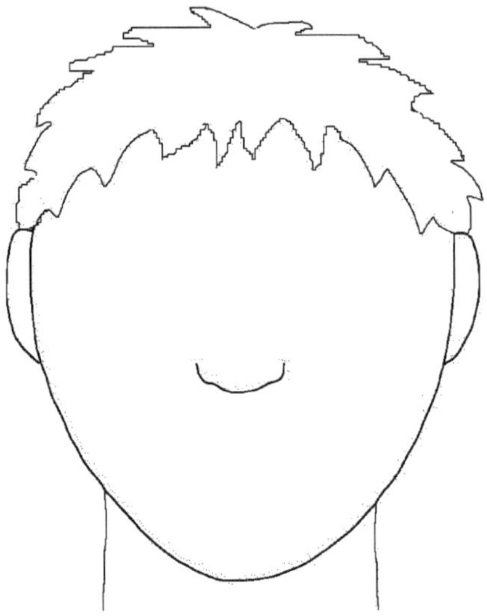

traurig

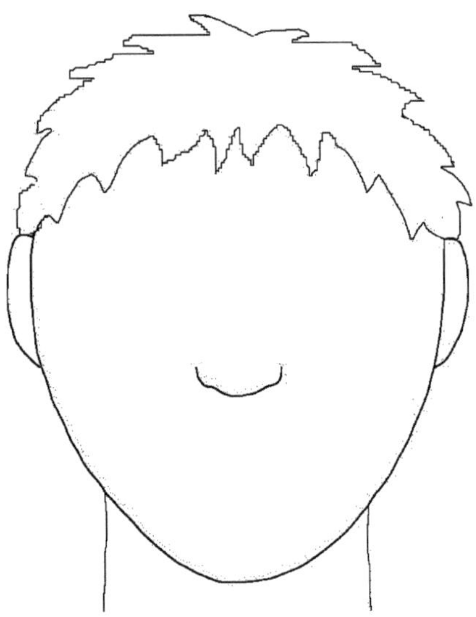

wütend

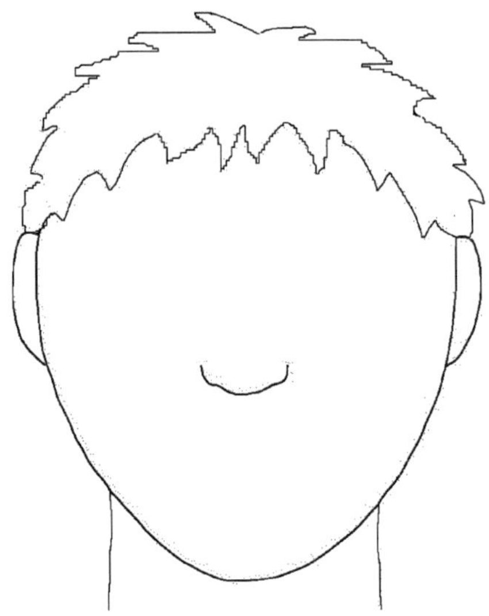

ängstlich

INFO 21 /

T

Anleitung zum Umgang mit Gefühlstagebüchern, Spannungsprotokollen und Stimmungsbarometern

Methoden des Gefühlsmonitorings unterstützen die regelmäßige Selbstbeobachtung und die Differenzierungsfähigkeit des Patienten. Sie dienen als Informationsquelle sowie zur Psychoedukation. Dabei geht es nicht nur um die Diagnostik des Patienten, sondern auch darum, dass der Patient selbst seine Gefühle besser erkennen kann. Zudem kann es hilfreich sein, Veränderungen über den Therapieverlauf zu betrachten, um Therapieeffekte oder zyklische Veränderungen zu beobachten. Gefühlsmonitoring schafft Transparenz für den Patienten und den Therapeuten. Ansatzpunkte, wie z. B. individuelle Risikosituationen, können für die Therapie herausgearbeitet und Einflussmöglichkeiten des Patienten verdeutlicht werden.

So dienen Gefühlstagebücher auch dazu, Zusammenhänge zwischen Gefühlen, Verhalten und Gedanken herzustellen und für den Patienten verstehbar zu machen. Je nach Leistungsniveau können Sie den Patienten daher bitten, zusätzlich auch noch Gedanken und Aktivitäten, Schlafenszeit und Medikamenteneinnahme oder die Intensität des Gefühls aufzuschreiben. Bei Menschen mit Intelligenzminderung sollten Sie jedoch darauf achten, nicht zu viele Anforderungen zu stellen. Viermal pro Tag Gefühle einzuschätzen wird für viele Patienten dieser Zielgruppe schon Herausforderung genug sein.

Gleiches gilt für das Spannungsprotokoll, in dem der Begriff der Anspannung mithilfe eines Luftballons verdeutlicht wird. Der Patient kann hiermit lernen, erste Spannungsanzeichen zu bemerken und rechtzeitig gegenzusteuern.

Wenn Sie das Gefühlstagebuch oder Spannungsprotokoll als therapeutische Hausaufgabe nutzen wollen, sollten Sie die kategorialen Tabellen und ihre Symbole für die internalen Zustände ausführlich erklären und gemeinsam mit dem Patienten ein Beispiel ausfüllen. Überprüfen Sie in der nächsten Sitzung, wie der Patient mit dem Ausfüllen zurechtkommt, wo es Unklarheiten und Schwierigkeiten gibt. Ist das Vorgehen klar, können Sie sich mithilfe der Protokolle zu Beginn der Therapiesitzungen einen schnellen Überblick über die Stimmung des Patienten und assoziierte Faktoren im Alltagsleben verschaffen. Zeigen Sie Veränderungen, Zusammenhänge und Erfolge auf dem Weg zur Zielerreichung auf.

Alternativ oder ergänzend können Sie das Stimmungsbarometer einsetzen. Diese Skala können Sie z. B. am Anfang und/oder Ende der Therapiesitzung als »Blitzlicht« oder bezogen auf geschilderte Situationen (»Wie ging es Ihnen in der Situation? Wie geht es Ihnen jetzt damit?«) nutzen.

AB 25 / Gefühls-Tagebuch

P

In dieser Tabelle schreiben Sie einen ganzen Tag auf,
wie Sie sich fühlen.
Einmal am Morgen,
einmal am Mittag,
einmal am Nach-Mittag
und einmal am Abend.
Machen Sie ein Kreuz bei dem Gefühl
und schreiben Sie, was Sie gerade machen.

	Morgens	**Mittags**	**Nachmittags**	**Abends**
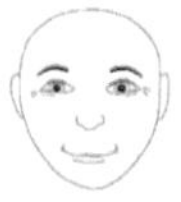 **Fröhlich**				
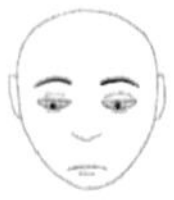 **Traurig**				
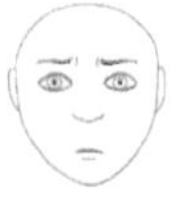 **Ängstlich**				
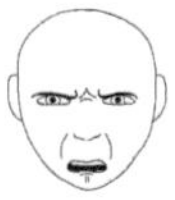 **Wütend**				
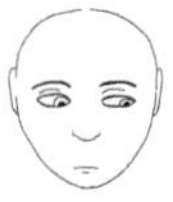 **Beschämt**				
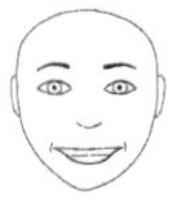 **Stolz**				

AB 26 / Spannungs-Protokoll

In dieser Tabelle schreiben Sie einen ganzen Tag auf,
wie hoch Ihre Spannung ist.
Die Spannung wird durch einen Luftballon gezeigt (links).
Der Luftballon wird langsam aufgepustet (wenig Anspannung, unten),
bis er platzt (höchste Spannung, oben).
Machen Sie ein Kreuz in das Kästchen
und schreiben Sie, was Sie gerade machen.

	Morgens	**Mittags**	**Nachmittags**	**Abends**
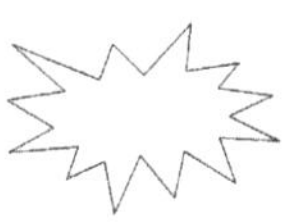				
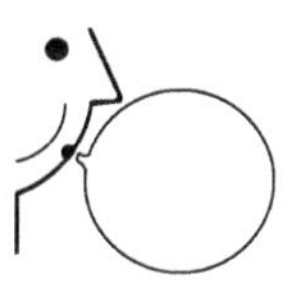				
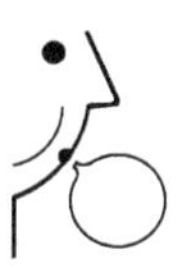				
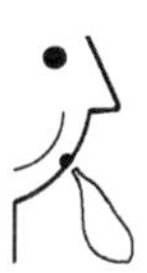				
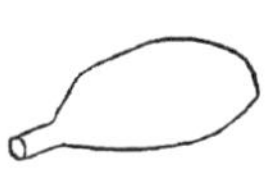				

angelehnt an Elstner, Schade und Diefenbacher (2012)

AB 27 /

Stimmungs-Barometer

Hier sind 5 Gesichter.
Welches Gesicht passt gerade zu Ihrer Stimmung?
Ganz fröhlich so wie das Gesicht oben?
Ganz traurig so wie das Gesicht unten?
Was dazwischen?

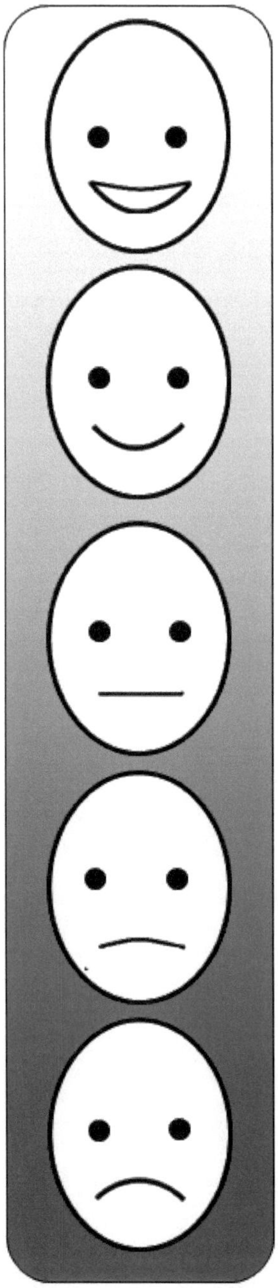

AB 28 /

Gefühle im Körper spüren

Gefühle können Sie im Körper spüren.
Jedes Gefühl fühlt sich anders an.
Und vielleicht spüren Sie es auch woanders.

Suchen Sie sich ein Gefühl aus.

Gefühl: ....

Überlegen Sie, wo Sie es im Körper spüren.
Kreisen Sie diese Stellen in dem Bild ein.
Überlegen Sie, wie Sie das Gefühl spüren.

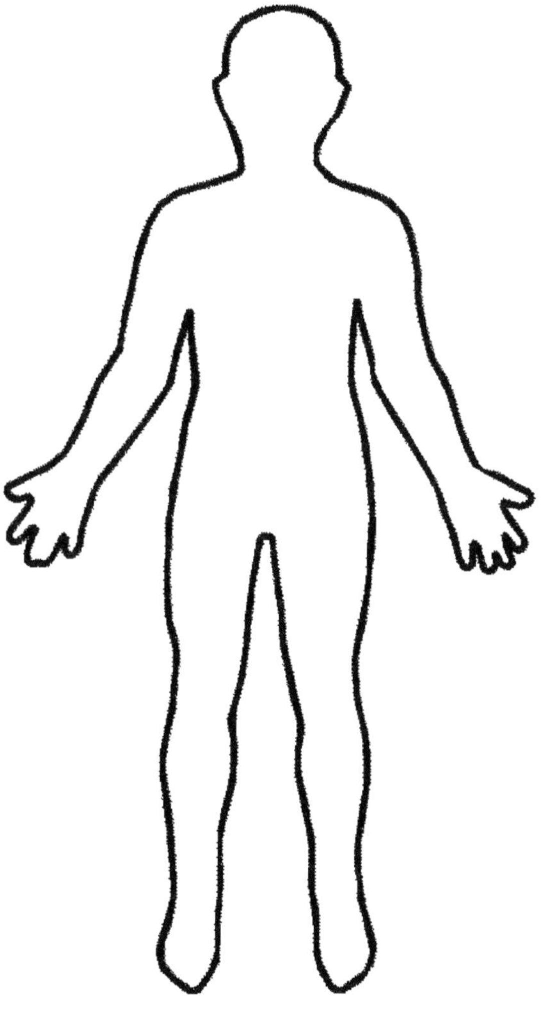

angelehnt an Elstner, Schade und Diefenbacher (2012)

AB 29 /

ABC-Übungen

Mit Patienten mit geistiger Behinderung und Depressionen können Sie Antecedent-Behavior-Consequence-Analysen (ABC-Analysen) durchführen. Dabei wird eine Verhaltensweise in Beziehung zu seiner Vorgeschichte und seinen Folgen betrachtet.

Antecedent: Vorgeschichte
Behavior: Verhalten
Consequence: Konsequenz

Erarbeiten Sie mit dem Patienten Antworten zu folgenden drei Fragen:

- »Was macht Person XY?« B
- »Was passierte davor?« A
- »Was passiert danach? Wie fühlt die Person sich danach?« C

Nutzen Sie dazu anfangs einfache Alltagsbeispiele und üben Sie so das ABC-Schema ein. Bei Menschen mit geistiger Behinderung sollten Sie als Therapeut ein besonders kleinschrittiges Vorgehen mit vielen Wiederholungen wählen. Zu Beginn können Sie mit dem Patienten auch nur AB- und BC-Beziehungen betrachten, die erst später zusammengeführt werden.

Da es für Menschen mit geistiger Behinderung schwer sein kann, Verantwortung für das eigene Verhalten zu übernehmen und Emotionen auf das eigene Leben zu beziehen, wenden Sie das Analyseschema zu Beginn auf Verhaltensweisen anderer Personen an. Ist das Prinzip klar, können Sie den Dreischritt auf den Patienten und sein individuelles Verhalten beziehen.

Hierbei können Zeichnungen, Bilder, Videoausschnitte, Fotos, Cartoons, Audiotapes, Kurzgeschichten, Puppen usw. nützliche Medien sein: Zum Beispiel soll der Patient Bilder von A-, B- und C-Szenen erklären und in eine Reihenfolge bringen. Oder Sie lassen den Patienten zwischen Bildern mit adaptivem oder maladaptivem Verhalten auswählen.

ABC-Übungen

Hier finden Sie einige beispielhafte Bildergeschichten, die Sie ausschneiden und mit dem Patienten besprechen können. Lassen Sie den Patienten die Bilder beschreiben und sortieren.

A	B	C
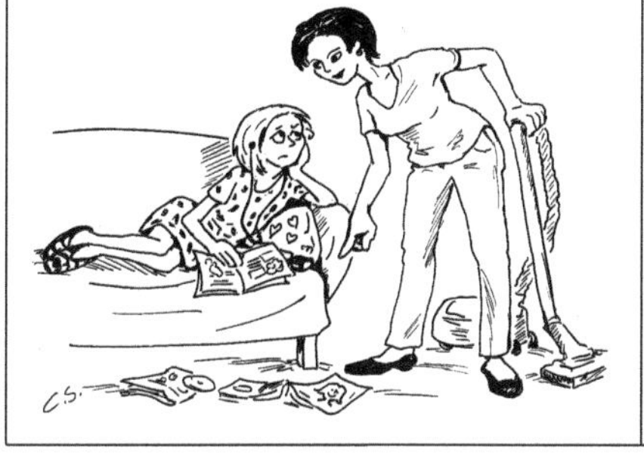	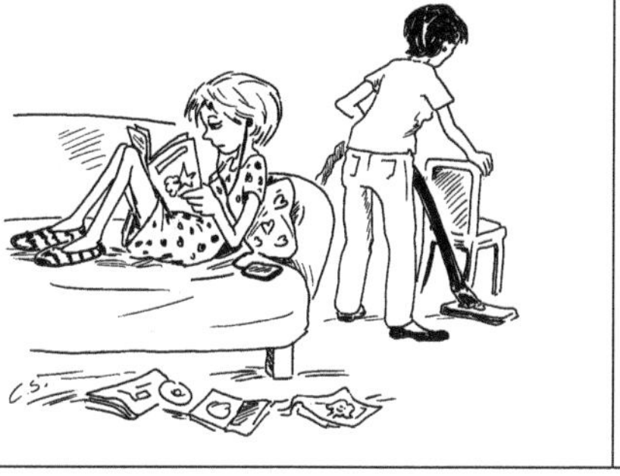	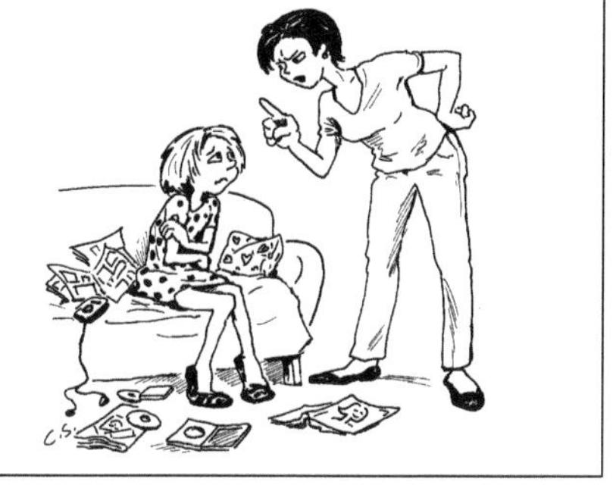

A	B	C
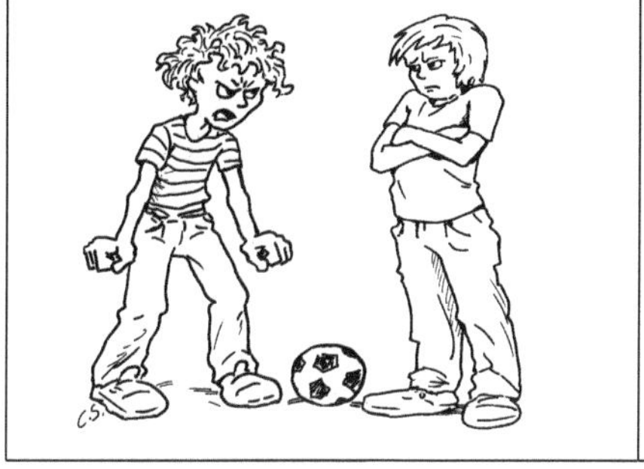	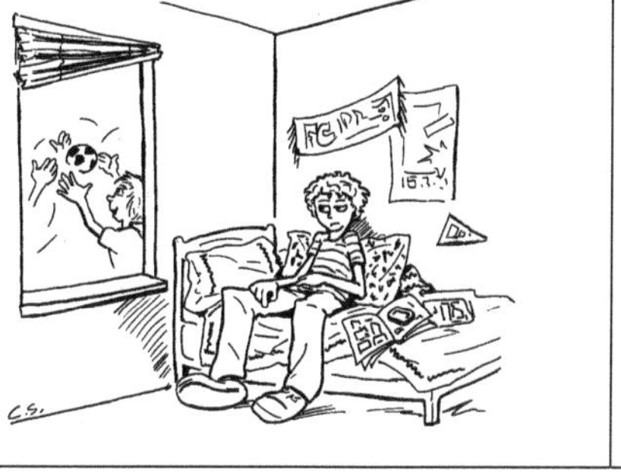	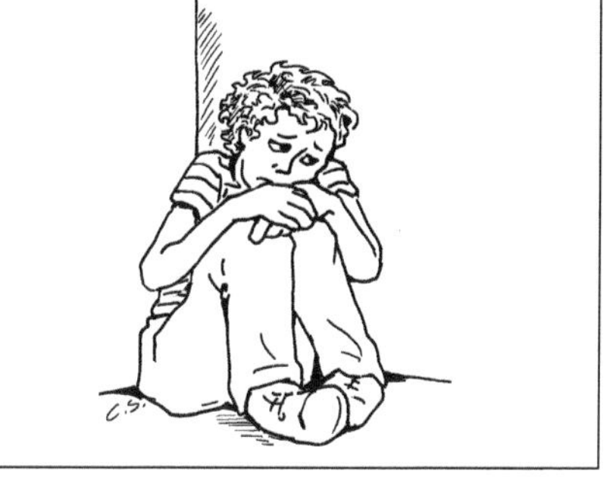

A	B	C
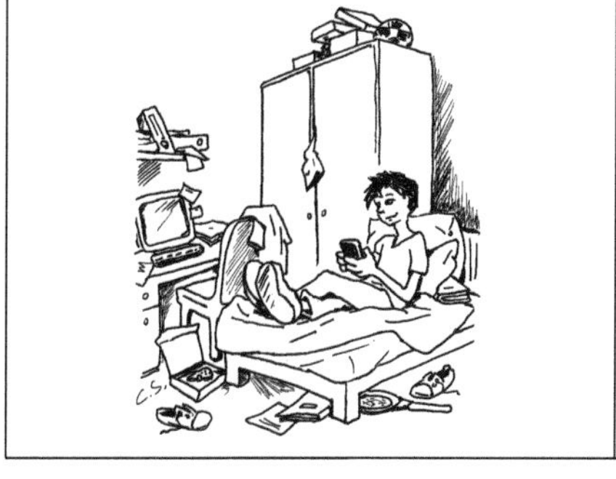	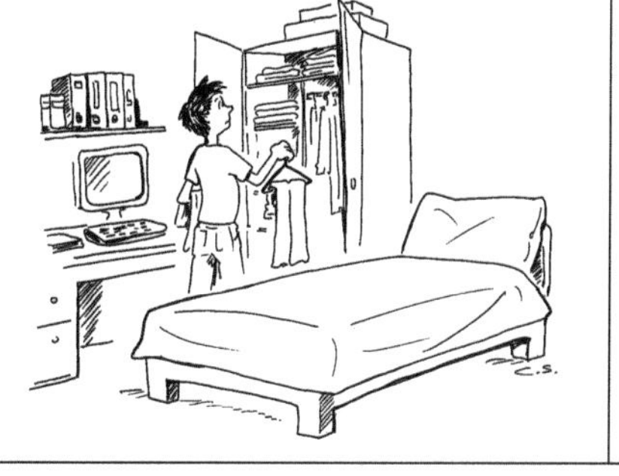	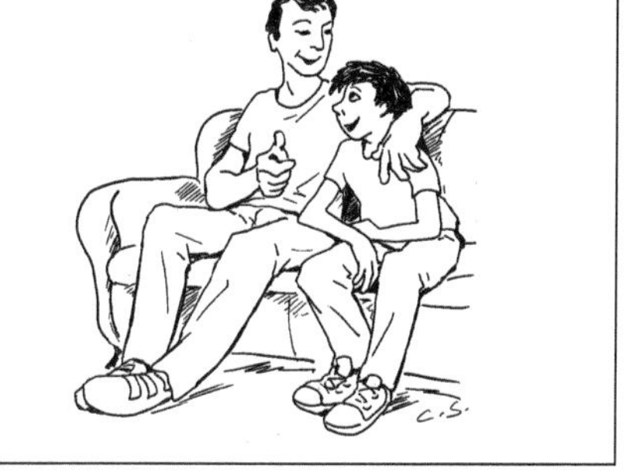

INFO 22 /

T

Anleitung zur Darstellung von Gefühlen

Als Therapeut sollten Sie nicht nur das Erkennen von Gefühlen in anderen Personen, sondern auch im Patienten selbst fördern.

Am besten leiten Sie dies folgendermaßen ein:

- Modellieren und Schauspielern Sie als Therapeut zunächst selbst Emotionen. Lassen Sie den Patienten folgende Fragen beantworten:

  Wie wirke ich?

  Und warum?

- Lassen Sie den Patienten Ihre Darstellungen imitieren und dann selbst eigene Darstellungen entwickeln:

  Wie würden Sie aussehen, wenn Sie … wären?

  Wie würden Sie klingen, wenn Sie sauer sind?

  Wie würden Sie aussehen, wenn Sie traurig sind?

  Wie würden Sie sich in sich innen drin fühlen, wenn Sie Angst haben?

  Was würden Sie tun, wenn Sie fröhlich sind?

- Analysieren Sie nicht nur den Gesichtsausdruck, sondern auch Haltung und Verbalisierungen. Achten Sie darauf, ob diese zueinander passen.
- Ein Spiegel kann direktes visuelles Feedback an den Patienten geben. Auch Videoaufnahmen ermöglichen dem Patienten, sich selbst zu beobachten.
- Sie können den Körper und das Gesicht des Patienten auch in Bezug auf eine Emotion »formen« oder korrigieren.
- Den Patienten kann es auch motivieren, wenn Sie dann die Rollen tauschen und sich selbst vom Patienten »formen« lassen.

AB 30 /

Kreativen Ausdruck und Selbstöffnung fördern

Die Therapie sollte für Menschen mit geistiger Behinderung auch die Möglichkeit zur Selbstöffnung und zum Ausdruck von Emotionen bieten. Erlebnisaktivierende Methoden, wie zum Beispiel malen, können dies ermöglichen. Kunst- und Gestalttherapeutische Interventionen fördern die Reflektion und Verbalisierung von Gefühlen bei Menschen mit geistiger Behinderung. Sie erleichtern den Ausdruck, stärken das Selbstgefühl und die Kontrolle über das eigene Tun und ermöglichen somit Erfolgserlebnisse, was zu einem erhöhten Selbstwirksamkeitserleben beitragen kann. Emotionsfokussierte Kreativität kann Wohlbefinden und Freude steigern und depressive Symptome reduzieren. Auch Musik und psychomotorische Interventionen können sich positiv auf den affektiven Ausdruck, die Emotionsregulation und das Körpererleben sowie auf Verhaltensauffälligkeiten auswirken.

Bei der Therapie von Menschen mit geistiger Behinderung bietet es sich an, immer Malutensilien oder Musik vor Ort zu haben, um flexibel und spontan mit diesen Medien arbeiten zu können.

Menschen mit geistiger Behinderung fällt es häufig schwer, ihre Gefühle zu benennen und zu äußern. Kreativer Ausdruck stellt immer auch eine Möglichkeit dar, miteinander ins Gespräch zu kommen – verbal oder non-verbal. Sie können dem Patienten z. B. spiegeln wie sein Bild oder Tanz auf Sie gewirkt hat:

Ihr Bild macht auf mich einen traurigen Eindruck. Sie haben viele dunkle Farben ausgesucht. Haben Sie das Gefühl, dass Ihr Leben im Moment sehr dunkel ist?

Auch der umgekehrte Weg ist denkbar: Lassen Sie den Patienten ein fröhliches, ein trauriges und ein wütendes Bild malen bzw. lassen Sie ihn fröhlich, traurig, wütend oder ängstlich tanzen. Sie können gemeinsam mit dem Patienten die Unterschiede erarbeiten, das Körpererleben reflektieren und Gesichtsausdrücke spiegeln.

Überlegen Sie sich, wie Sie erlebnisaktivierende Methoden sinnvoll einbinden können.

AB 31 /

T

ABC-Rollenspiele und adaptive Reaktionen

Mit Patienten mit geistiger Behinderung können Sie auch in Rollenspielen Antecedent-Behavior-Consequence-Analysen (ABC-Analysen) durchführen: Der Bezug der emotionalen Erfahrungen zu echten Lebenssituationen kann das Selbstverständnis des Patienten fördern.

Antecedent: Vorgeschichte
Behavior: Verhalten
Consequence: Konsequenz

Einsteigen können Sie damit, dass in gespielten Szenen die A-, B- und C-Komponente identifiziert werden soll. Spielen Sie als Therapeut zum Beispiel die folgende Szene vor:

Sie kommen nach Hause und lassen sich erschöpft auf einen Stuhl fallen. »Puh, was für ein stressiger Tag. Alles geht schief. Und der Chef macht auch noch Druck. Zum Glück bin ich jetzt zuhause und kann mir einen ruhigen, entspannten Abend machen.« Sie entdecken einen Zettel auf dem Tisch und lesen ihn vor: »Bitte noch einkaufen gehen und den Müll rausbringen! Mama« Sie werden wütend, springen auf und knallen den Zettel auf den Tisch und rufen laut: »Na toll, das hat mir ja gerade noch gefehlt. Erst der Stress bei der Arbeit und jetzt soll ich hier auch noch alles machen. Ich habe doch schon genug zu tun. Man kann nicht einmal seine Ruhe haben! Das kann Mama vergessen, das mache ich nicht. Soll sie doch selbst einkaufen gehen!« Sie setzen sich entspannt hin, legen die Füße hoch und tun so, als ob Sie den Fernseher anschalten.

Sie können den Patienten bitten, die Mutter zu spielen, wenn sie nach Hause kommt und sieht, dass Sie nicht einkaufen waren.
Besprechen Sie mit dem Patienten die Komponenten der Szene:
A: Sie hatten einen stressigen Arbeitstag und sollen nun noch Aufgaben im Haushalt übernehmen.
B: Sie werden wütend und aufbrausend und weigern sich, die Aufgaben zu erledigen.
C: Kurzfristig sind Sie entspannt und haben einen ruhigen Abend auf dem Sofa. Aber langfristig bekommen Sie vermutlich ein schlechtes Gewissen gegenüber Ihrer Mutter, die wütend und enttäuscht ist.

Rollenspiele, in denen Sie als Therapeut eine B-Szene spielen und der Patient passende A- und C-Szenen spielen soll, können das Verständnis für ABC-Beziehungen vertiefen. Hier finden Sie einige Vorschläge für mögliche B-Szenen:
- Sie rufen einen Freund an und sagen ihm, dass Sie heute Abend nicht zur Party kommen.
- Sie schalten den Wecker einfach aus und bleiben den ganzen Tag im Bett.
- Sie werfen resigniert Lineal und Stift weg und rufen genervt: »Ich bin einfach zu dumm dafür!«
- Sie schieben Ihren Teller fast unangetastet weg und wollen nicht mehr essen.

Der Patient soll sich dann jeweils überlegen, was vor und nach der gespielten Szene passiert, und dies vorspielen. Fokussieren Sie den Patienten dabei insbesondere auf Gefühle. In Gruppen können andere Patienten dann noch Alternativen vorschlagen.

ABC-Rollenspiele und adaptive Reaktionen

Im letzten Schritt können Sie gemeinsam mit dem Patienten reale Situationen nachspielen. Von besonderem Interesse sind Verhaltensweisen und Emotionen, die in verschiedenen Situationen immer wiederkehren. Sie können mit dem Patienten und eventuell in der Gruppe verschiedene Szenen durchspielen, in denen dieses Verhalten bzw. Gefühl auftritt. Erarbeiten Sie mit den Patienten die Auslöser und Folgen. Dazu werden zunächst typische Situationen in Segmente (ABC) unterteilt, in Rollenspielen nachgestellt und somit emotional nochmal durchlebt. Da es für Menschen mit geistiger Behinderung anfangs schwer sein kann, Verantwortung für das eigene Verhalten zu übernehmen und Emotionen auf das eigene Leben zu beziehen, können Sie zu Beginn auch nur AB- und BC-Beziehungen spielen, die erst später zusammengeführt werden.

In diesen Rollenspielen können Sie den Fokus auch bewusst auf adaptives Verhalten legen: Machen Sie ein Brainstorming zu adaptivem Verhalten. Dies bietet sich besonders in Gruppen an. Spielen Sie mit dem Patienten verschiedene Alternativen zu non-adaptivem Verhalten durch. Diskutieren Sie die Vor- und Nachteile der Reaktionen. In diesem Zusammenhang können Sie auch die Liste mit Bewältigungsstrategien (s. AB 32) nutzen. Dort sind einige Vorschläge aufgelistet, wie der Patient mit starken Gefühlen und Spannung umgehen kann.

Sie können im Verlauf den Schwierigkeitsgrad erhöhen, indem Sie den Patienten beispielsweise provozieren. Anhand von Videoaufnahmen können Sie direkter auf sein Verhalten Bezug nehmen und Feedback geben.

INFO 23 /

T

Emotionen in Video- und Audioaufnahmen erkennen

Um die Motivation des Patienten für die zahlreichen notwendigen Wiederholungen der Übungen zur Emotionserkennung aufrecht zu erhalten, können Audio- und Videoaufnahmen nützlich sein. Vor allem aber bieten sie die Möglichkeit, das Erkennen von Emotionen in realitätsnahen, natürlichen Situationen und Interaktionen zu trainieren. Das Erkennen von Emotionen in Video- und Audioaufnahmen stellt eine Steigerung der Schwierigkeitsstufe nach dem Erkennen in Bildern dar.
Audio- und Videoaufnahmen lassen sich vielfältig einsetzen.
Hier werden beispielhaft vier Anwendungsmöglichkeiten genannt:

- Machen oder suchen Sie Audioaufnahmen von Geräuschen, die ein bestimmtes Gefühl wachrufen. Weinen, Gelächter, Schreie soll der Patient dann einer Emotion zuordnen: *Wie klingt diese Person?*

> **!** Achtung: Bei traumatischen Erfahrungen des Patienten ist hier Vorsicht geboten.

- Bitten Sie den Patienten zum Beispiel als Hausaufgabe Audioaufnahmen von sich selbst zu machen, die ein bestimmtes Gefühl darstellen.

- Erstellen Sie Videos vom Patienten, wie er verschiedene Emotionen modelliert. Reflektieren und analysieren Sie diese gemeinsam mit dem Patienten hinsichtlich
  - Gesichtsausdruck,
  - Haltung und
  - Verbalisation.

- Analysieren Sie auch Videos anderer Personen (beispielsweise aus Fernsehserien oder Filmen) gemeinsam mit dem Patienten. Vergleichen Sie die emotionalen Hinweise zwischen den Personen.

AB 32 /

Das hilft mir bei starken Gefühlen

P

1/2

Gefühle können manchmal unruhig machen.
Dann fühlt man sich angespannt.
Es ist wichtig, die Spannung dann zu kontrollieren.
Ablenkung ist eine Möglichkeit.
Hier sind einige Dinge aufgeschrieben.
Vielleicht fallen Ihnen auch noch andere Dinge ein.

- Igel-Ball
- laute Musik hören
- Pfefferminz-Kaugummi
- Kuscheltier
- Chili
- Brause-Tabletten
- Lavendel-Duft-Öl
- Zeitung zerreißen
- Sport machen
- an was Schönes denken
- mit jemandem reden
- Umarmung
- ....
- ....
- ....

AB 32 /

Das hilft mir bei starken Gefühlen

Probieren Sie verschiedene Dinge aus.
Beobachten Sie: Wann hilft was?
Was hilft bei kleiner, mittlerer oder großer Anspannung?

Wenn die Spannung klein ist, hilft mir:

Wenn die Spannung mittel ist, hilft mir:

Wenn die Spannung groß ist, hilft mir:

AB 33 /

Anleitung zur Fußsohlen-Meditation

Die sogenannten Fußsohlen-Meditationen gehören zu den mindfulness-basierten kognitiv-behavioralen Interventionen. Erwachsene mit leichter geistiger Behinderung und verbalen oder körperlichen Aggressionen können hierbei achtsamkeitsbasierte Selbstkontrollstrategien erlernen: Nachdem in Rollenspielen von Alltagssituationen Trigger für das aggressive Verhalten identifiziert wurden, lernen die Patienten den Fokus weg vom wuterregenden Objekt und hin zu einem neutralen Punkt an den Fußsohlen zu richten. Die fünf Schritte der Fußsohlen-Meditation sollten Sie als Therapeut dabei wiederholt mit dem Patienten trainieren (s. auch AB 34 für Patienten). Auf der folgenden Seite finden Sie dazu eine wörtliche Anleitung.

Ist dieser Ablauf automatisiert, kann die Meditation einfach und selbstständig in vielen Kontexten sowie im Sitzen, Stehen oder Gehen genutzt werden.
Folgende Szenarien können Sie zum Üben in Rollenspielen nutzen:

1. Jemand greift den Patienten verbal an.
2. Jemand droht damit den Patienten zu schlagen.
3. Ein Betreuer ist nicht freundlich zum Patienten.
4. Jemand kommandiert den Patienten herum.

Als Therapeut sollten Sie dem Patienten bewusst machen, dass jeder mal wütende Gedanken hat, aber nicht auf alle reagiert. Wut kann abhängig vom Kontext gerechtfertigt und notwendig sein.
Ziel ist es daher *nicht*, Wut gänzlich zu eliminieren!
Vielmehr sollte das informative Potential der Wut genutzt werden: Etwas stört in einer spezifischen Situation und sollte verändert werden.
Bitten Sie Ihre Patienten nicht, ihre wütenden Gedanken aktiv zu stoppen. Sie hören von selbst auf, wenn der Patient sich ganz auf seine Fußsohlen konzentriert.

Erinnern Sie den Patienten daran, natürlich zu atmen.
Dazu sind nicht unbedingt tiefe Atemzüge notwendig.

AB 33 /

Anleitung zur Fußsohlen-Meditation

Manchmal gibt es Situationen, die Sie sehr wütend machen. Vielleicht möchten Sie dann um sich schlagen oder fluchen. Es ist wichtig diese Gefühle dann zu kontrollieren, damit Sie andere nicht verletzen.
Es gibt einen Weg, wie Sie sich dann beruhigen können. Er besteht aus fünf Schritten:

1) *Finden Sie eine entspannte Haltung:*
   Wenn Sie stehen, stehen Sie in einer entspannten und nicht in einer aggressiven Haltung. Wenn Sie sitzen, sitzen Sie bequem.
   Haben Sie Ihre Fußsohlen flach auf dem Boden.

2) *Atmen Sie ganz normal und tun Sie nichts.*

3) *Denken Sie an die Situation, die Sie so wütend macht. Fühlen Sie die Wut. Lassen Sie die wütenden Gedanken zu. Lassen Sie sie kommen und gehen. Bleiben Sie bei der Wut.*
   Vielleicht zeigt Ihr Körper Signale der Wut. Sie atmen schneller oder ballen die Fäuste …

4) *Denken Sie jetzt an einen Punkt an den Fußsohlen.*
   Bewegen Sie langsam Ihre Zehen. Fühlen Sie die Schuhe an Ihren Füßen. Achten Sie darauf, wie sich Ihre Socken anfühlen, wie Ihre Ferse hinten an den Schuh stößt. Wenn Sie keine Schuhe anhaben, fühlen Sie den Boden oder den Teppich unter Ihren Füßen.
   Atmen Sie natürlich weiter.
   Konzentrieren Sie sich auf Ihre Fußsohlen bis Sie sich ruhiger fühlen.

5) *Wenn Sie ruhig sind, können Sie überlegen: Wie möchte ich reagieren?*
   Gehe ich einfach weg? Mit einem Lächeln auf dem Gesicht?
   Möchte ich auf die Situation reagieren?
   Wie kann ich reagieren, ohne aggressiv zu sein?

(angelehnt an Singh et al. (2003), übersetzt und modifiziert durch die Autoren)

AB 34 /

Fußsohlen-Übung

Manchmal kommt Wut ganz plötzlich und ganz stark.
Die Gefühle sind dann außer Kontrolle.
Dann können Ihnen 5 Schritte helfen.
Machen Sie diese 5 Schritte nacheinander:

1) Finden Sie eine entspannte und normale Haltung.

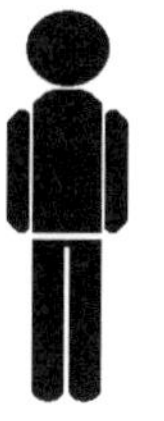

2) Atmen Sie ganz normal.

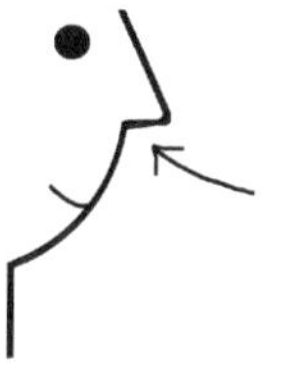

3) Lassen Sie Gefühle und Gedanken kommen
und gehen.
Reagieren Sie nicht darauf.

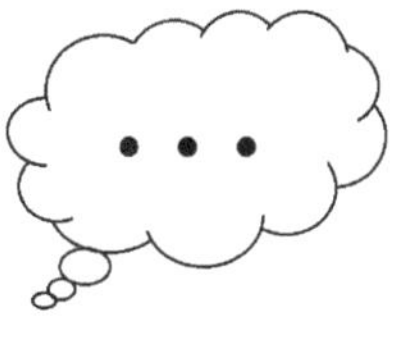

4) Denken Sie an einen Punkt an den Fußsohlen.

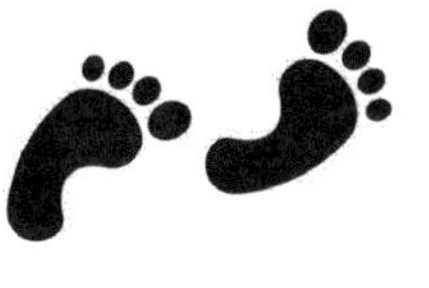

5) Entscheiden Sie,
wie Sie reagieren wollen.

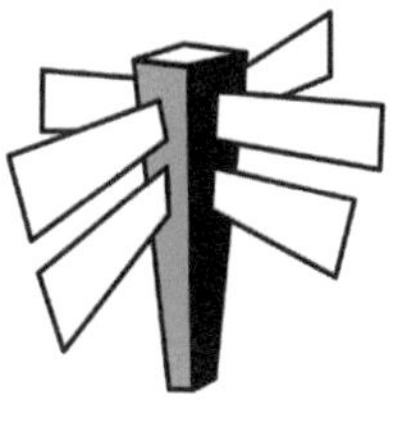

AB 35 /

Anleitung zur Stop-Think-Relax-Technik

Das Stop-Think-Relax-Programm von Chapman und Kollegen (2006) ist ein adaptiertes Selbstkontrolltraining für Menschen mit leichter oder mittelgradiger geistiger Behinderung und psychischer Störung (insbesondere Wut- und Angstproblematiken). Es beruht auf einem einfachen und vielfältig einsetzbaren Dreischritt, der durch visuelle Hinweise verstärkt wird:

- stoppen (visualisiert durch ein Stoppschild),
- nachdenken (visualisiert durch eine nachdenkende Person) und
- entspannen (im Original visualisiert durch eine an einen Baum gelehnte Person, auf dem Arbeitsblatt 36 für Patienten durch eine entspannte Person in einem Sessel)

Ursprünglich umfasst das Konzept von Chapman und Kollegen (2006) dabei fünf Trainingsgruppen:

1. eine Lehr- und Rückblicksgruppe, in der das Trainingskonzept besprochen und der Einsatz der Methoden evaluiert wird
2. eine Gruppe zur Identifikation und Benennung von Emotionen
3. eine Zuhören-Gruppe, in der Kommunikations- und Problemlösefertigkeiten erworben werden können
4. eine Gruppe zur Wut-Kontrolle, in der die Stop-Think-Relax-Technik in vivo ausprobiert und in einem Plan festgehalten werden kann
5. eine Gruppe zur Wiederholung und Stärkung aller gelernten Inhalte

Neben diesem Training in Gruppen sollen die Patienten aber auch zuhause allein üben, den Dreischritt anzuwenden. Ein so intensives Training mag nicht immer möglich sein. Dennoch können Sie als Therapeut mit der Stop-Think-Relax-Technik arbeiten. Mithilfe des Arbeitsblattes für Patienten können Sie mit Patienten den Dreischritt üben und individuell ausgestalten. Den Patienten werden das Modell und die Bilder vorgestellt und sie erlernen die jeweiligen Fertigkeiten in Rollenspielen, Hausaufgaben etc.
Auf der folgenden Seite ist der Dreischritt für Sie als Therapeut detaillierter dargestellt. Sie finden dort Hinweise zum Ziel und zur Umsetzung des jeweiligen Schritts sowie in kursiver Schrift sprachliche Anleitungen für den Patienten.

Stoppen – Nachdenken – Entspannen

Manchmal kommen Gefühle ganz plötzlich und ganz stark.

Die Gefühle sind dann außer Kontrolle.

Dann können Ihnen drei Schritte helfen, die wir uns jetzt einzeln genauer anschauen wollen. Später machen Sie diese drei Schritte dann nacheinander.

1) *Stoppen:*
   Manchmal können Sie merken, wenn Gefühle ganz plötzlich und ganz stark kommen.
   Dann sollten Sie eine kurze Pause machen.
   Hören Sie in sich hinein. Überlegen Sie: Was fühle ich gerade?

> Hinweis: Hierbei geht es um das Erkennen und Self-Monitoring wütender oder ängstlicher Gefühle, um wieder die Kontrolle zu erhalten. Bezugspersonen können dieses Innehalten durch verbales Prompting oder Zeigen auf das Stoppschild initiieren.

2) *Nachdenken:*
   Was können Sie dann Gutes denken? Was können Sie zu sich selbst sagen? Was können Sie tun?
   Was ist gut und was ist schlecht an dem, was Sie tun können?

> Hinweis: Jetzt sollen positive Selbst-Statements formuliert und Alternativen bedacht werden. Strategien der Selbstinstruktion und des Problemlösens, wie z. B. Pro-Kontra-Listen für spezifische Aktionen, sollen erlernt werden.

3) *Entspannen:*
   Wie können Sie sich entspannen?
   Was hilft Ihnen dabei? Tief einatmen? Bis zehn zählen?

> Hinweis: Erproben Sie mit dem Klienten verschiedenste Strategien wie progressive Muskelentspannung, tiefes Einatmen, bis zehn Zählen oder Imagination schöner Szenen, Erstellung einer individuellen Liste mit Präferenzen etc. … Der Klient soll herausfinden, welche Methode für ihn passt und funktioniert.

(angelehnt an Chapman et al. (2006), übersetzt und modifiziert durch die Autoren)

AB 36 /

Stoppen – Nachdenken – Entspannen

Manchmal kommen Gefühle ganz plötzlich und ganz stark.
Die Gefühle sind dann außer Kontrolle.
Dann können Ihnen 3 Schritte helfen.
Machen Sie diese 3 Schritte nacheinander:

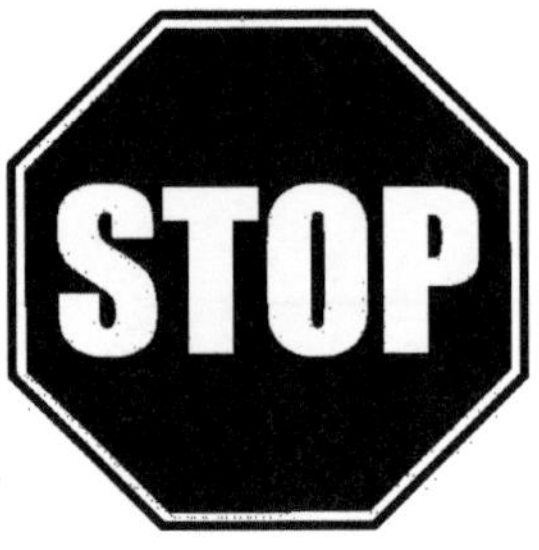

Stoppen
Machen Sie eine kurze Pause.
Hören Sie in sich hinein:
Was fühle ich gerade?

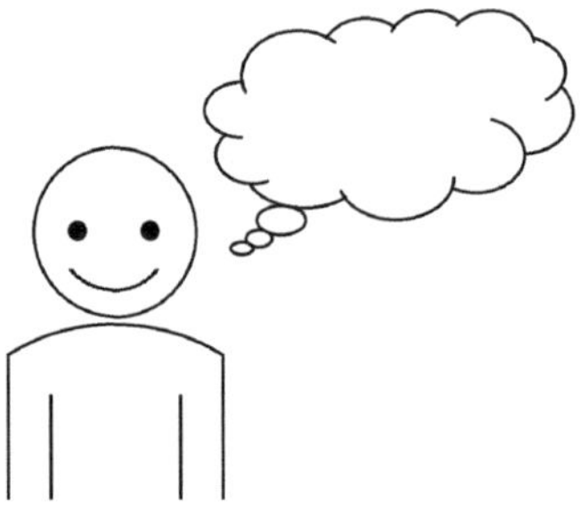

Nachdenken
Was kann ich jetzt Gutes zu mir selbst sagen?

Was kann ich tun?

Was ist gut an dem, was ich tun kann?
Was ist schlecht an dem, was ich tun kann?

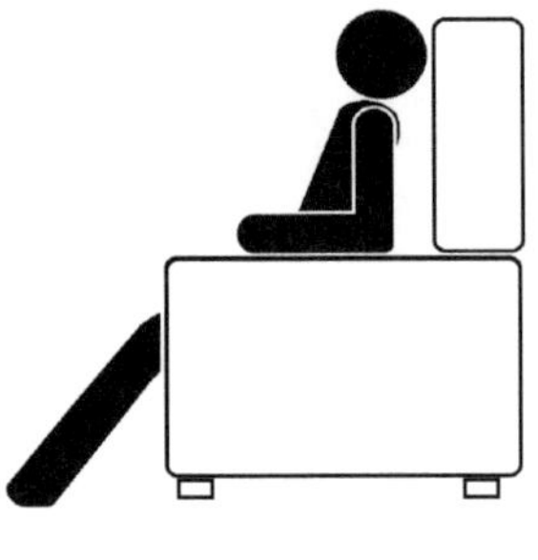

Entspannen
Wie kann ich entspannen?
Was hilft mir? Tief einatmen? Bis 10 Zählen?

AB 37 / Wutanfälle verstehen und damit umgehen

Vielleicht werden Sie auch manchmal sehr wütend.
Sie haben sich dann nicht mehr unter Kontrolle.
Vielleicht kommt die Wut bei Ihnen sehr oft.
Oder sehr lange. Oder sehr stark.
Vielleicht machen Sie dann Dinge, die Ihnen nachher leidtun.
Deshalb ist es gut, sich die Wutanfälle genauer anzuschauen.

Überlegen Sie:

Was passiert während des Wutanfalls?

- Was machen Sie?
- Was fühlen Sie?
- Was machen Ihre Betreuer und Angehörigen?

Was passiert vor dem Wutanfall?

- Was macht Sie wütend?
- Wie läuft der Wutanfall ab?

Wutanfälle verstehen und damit umgehen

Was passiert nach dem Wutanfall?

- Wie ist dann Ihr Gefühl?

....

....

....

....

....

Was hilft gegen die Wutanfälle?

- Was tun Ihre Betreuer und Angehörigen?

....

....

....

....

- Was tun Sie selbst?
  - Verhalten: ....

    ....
  - Körper: ....

    ....
  - Gedanken: ....

    ....
  - Beziehungen/Kontakte: ....

    ....

Wutanfälle verstehen und bewältigen

Vielleicht wird Ihr Klient oder Angehöriger auch manchmal sehr wütend und hat sich dann nicht mehr unter Kontrolle. Wut wird dann zum Problem, wenn sie zu oft, zu lange und zu intensiv auftritt oder in aggressivem Verhalten mündet. Es ist wichtig, sich die Wutanfälle genauer anzuschauen, um typische Trigger, Verkettungen und Verstärker zu identifizieren.

Überlegen Sie:

Was passiert während des Wutanfalls?

- Was macht Ihr Klient bzw. Angehöriger?
- Was fühlt er oder sie Ihrer Einschätzung nach?
- Was machen Sie als Bezugsperson?

Was passiert vor dem Wutanfall?

- Gibt es typische Abläufe oder Auslöser?
- Oder einen kritischen Punkt?

Wutanfälle verstehen und bewältigen

Was passiert nach dem Wutanfall?

▶ Verändert sich das Gefühl Ihres Klienten bzw. Angehörigen?

Was hilft gegen die Wutanfälle?

▶ Strategien der Bezugspersonen:

▶ Strategien des Klienten/Ihres Angehörigen:

– Verhalten:

– Körper:

– Gedanken:

– Beziehungen/Kontakte:

AB 39 / Depressive Stimmung verstehen und damit umgehen

P

Vielleicht werden Sie auch manchmal sehr traurig.
Ein anderes Wort dafür ist »depressive Stimmung«.
Sie fühlen sich niedergeschlagen.
Vielleicht schaffen Sie auch einfache Dinge nicht mehr.
Deshalb ist es gut,
sich die depressive Stimmung genauer anzuschauen.

Überlegen Sie:

Was passiert während der depressiven Stimmung?

- Was machen Sie?
- Was fühlen Sie?
- Was machen Ihre Betreuer und Angehörigen?

Was passiert vor der depressiven Stimmung?

- Was macht Sie traurig?
- Wie läuft das ab?

AB 39 /

Depressive Stimmung verstehen und damit umgehen

P

2/2

Was passiert nach der depressiven Stimmung?

▸ Wie ist dann Ihr Gefühl?

....

....

....

....

Was hilft gegen die depressive Stimmung?

▸ Was tun Ihre Betreuer und Angehörigen?

....

....

....

....

▸ Was tun Sie selbst?

- Verhalten: ....

  ....

- Körper: ....

  ....

- Gedanken: ....

  ....

- Beziehungen/Kontakte: ....

  ....

Depressive Stimmung verstehen und bewältigen

Vielleicht wird Ihr Klient oder Angehöriger auch manchmal sehr traurig und kommt allein kaum noch aus dieser depressiven Stimmung heraus. Vielleicht schafft er auch die einfachsten Dinge nicht mehr, erscheint antriebslos und niedergeschlagen. Es ist wichtig, sich die depressive Stimmung genauer anzuschauen, um typische Trigger, Verkettungen und Verstärker zu identifizieren.

Überlegen Sie:

Was passiert während der depressiven Stimmung?

- Was macht Ihr Klient bzw. Angehöriger?
- Was fühlt er oder sie Ihrer Einschätzung nach?
- Was machen Sie als Bezugsperson?

Was passiert vor der depressiven Stimmung?

- Gibt es typische Abläufe oder Auslöser?
- Oder einen kritischen Punkt?

Depressive Stimmung verstehen und bewältigen

Was passiert nach der depressiven Stimmung?

- Verändert sich das Gefühl Ihres Klienten bzw. Angehörigen?

Was hilft gegen die depressive Stimmung?

- Strategien der Bezugspersonen:

- Strategien des Klienten/Ihres Angehörigen:
  - Verhalten:
  - Körper:
  - Gedanken:
  - Beziehungen/Kontakte:

KAPITEL 6 /

Steigerung von Selbstwirksamkeitserleben

6.1 Hintergrund und Einführung

Selbstwirksamkeit bezeichnet das Vertrauen in die eigene Leistungsfähigkeit und die Erwartung eine bestimmte Aufgabe kompetent bewältigen, eventuelle Barrieren überwinden und Verhaltensweisen aufrechterhalten zu können. Selbstwirksamkeitserwartungen haben ihren Ursprung in Erfolgs- und Misserfolgserfahrungen bezüglich der Bewältigung von Aufgaben sowie in stellvertretenden Erfahrungen durch Modelle und verbaler Überzeugungsarbeit, welche die wahrgenommene Selbstwirksamkeit stärken oder schwächen können. Sie sind ein wichtiger motivationaler Faktor und sagen den Erfolg einer Verhaltensänderung vorher. Die Steigerung des Selbstwirksamkeitserlebens sollte daher in der Therapie von Menschen mit Depressionen, die viele Erlebnisse wenig positiv wahrnehmen und ein negatives Selbstbild haben, angestrebt werden.

So sind depressive Störungen auch bei Menschen mit geistiger Behinderung mit einem geringen Selbstwertgefühl, negativen sozialen Vergleichen, (gelernter) Hilflosigkeit und Verwundbarkeit assoziiert: Die kognitiven Einschränkungen beeinflussen das Selbstbild, Verhalten führt nicht konsistent zu Erfolg und Misserfolgserwartungen sind höher als in der Allgemeinbevölkerung. Menschen mit geistiger Behinderung erleben häufig soziale Isolation, Misserfolgserlebnisse, wenig soziale Unterstützung und verfügen über geringere soziale Fertigkeiten und Copingfertigkeiten. Sie erleben meist wenig Zugehörigkeit, Kontrolle und Kompetenzen, Unabhängigkeit, Selbstbestimmung und Autonomie (MacMahon & Jahoda, 2008). Selbstbestimmtes Verhalten beruht jedoch auf Autonomie, Selbstregulation, Selbstverwirklichung und Empowerment in Bezug auf die eigene Zukunft, den eigenen Lebensstil und die eigene Gesundheit. Vormundschaften und Abhängigkeiten können Menschen mit geistiger Behinderung die Möglichkeit zur Selbstbestimmung entziehen (Millar, 2013).

Eine geringe wahrgenommene soziale Selbstwirksamkeit hängt mit der Entwicklung und Aufrechterhaltung von Depressionen zusammen. Bei Menschen mit geistiger Behinderung konnte Selbstwirksamkeit als Korrelat von körperlicher Aktivität nachgewiesen werden (Peterson et al., 2009). Motivation und Erwartungen bezüglich des zukünftigen Arbeitsniveaus konnten als Prädiktoren des tatsächlichen Arbeitsergebnisses bestätigt werden (Holwerda et al., 2013). Kompetenzerleben und Autonomie können die Motivation und Erwartungen von Menschen mit geistiger Behinderung positiv beeinflussen und somit in Interventionen adressiert werden. Die folgenden Ansätze können zur Förderung der (wahrgenommenen) Selbstwirksamkeit beitragen.

Förderung des Selbstwirksamkeitserlebens

Um das Kompetenzerleben von Menschen mit geistiger Behinderung und Depressionen zu steigern, ist es je nach Aufgabe notwendig, bestimmte Fertigkeiten zu vermitteln, Ressourcen und Informationen zur Verfügung zu stellen, um die Erfolgswahrscheinlichkeit zu erhöhen, und zum Ausprobieren und Versuchen anzuregen. So kann beispielsweise die Selbstwirksamkeit mit einem Gesundheits- und Fitnessprogramm gefördert werden (Marks et al., 2013). Zur Förderung von Kontrolle, Selbstwertgefühl und Kompetenzerleben werden unter anderem auch kreative Therapien wie Malen, Musik, Theater oder Tanz angewandt.

Kognitive Interventionen zielen auf die Veränderung der Wahrnehmung der Wertigkeit erwünschter bzw. unerwünschter Ereignisse sowie auf die Reduktion unrealistischer Attributionen bezüglich Erfolg und Misserfolg (durch Informationen, Erfolgsbeispiele und Realismus) ab. Generell sollten Therapeuten und Bezugspersonen Erfolge des Patienten betonen und verstärken. So kann auch die Erinnerung an positive Ereignisse das Selbstwirksamkeitserleben und die wahrgenommene Kompetenz des Patienten stärken. Dazu kann der Patient beispielsweise seine Erfolge auflisten und so bewusst wahrnehmen. Beim Einsatz dieser Intervention sollte darauf geachtet werden, dass der Patient die Erfolge selbst nennt und wirklich sich selbst zuschreibt (und nicht etwa dem Zufall).

Die Einschätzung der eigenen Kompetenz nährt sich auch aus dem Vergleich mit anderen. Beim Vergleich von segregierten und integrierten Sportgruppen für Menschen mit geistiger Behinderung sind die Ergebnisse uneinheitlich: Einige Studien zeigen sinkende wahrgenommene Kompetenz in integrierten Sportgruppen, allerdings ohne Einfluss auf den Selbstwert (Ninot et al., 2005; Ninot et al., 2000), während andere Studien weder Unterschiede in wahrgenommener

Kompetenz noch im Selbstwert fanden (Maïano et al., 2002). Bei Interventionen und Aktivitäten mit Menschen ohne geistige Behinderung sollte daher darauf geachtet werden, ob und wie sich die Teilnahme an Gruppenaktivitäten auf den Patienten mit geistiger Behinderung individuell auswirkt.

Förderung von Selbstbestimmung

Neben dem Kompetenzerleben beeinflussen auch Autonomie und Selbstbestimmung die Selbstwirksamkeitserwartung und Motivation. Deshalb sollte auch die Selbstbestimmung und Autonomie des Patienten in der Therapie adressiert werden. Folgende Themen können dabei beispielsweise von Interesse sein (Haelewyck et al., 2005; Wehmeyer et al., 2012):

- sich selbst kennen, d. h. eigene Stärken, Schwächen, Bedürfnisse und Präferenzen
- sich selbst wertschätzen in der eigenen Einzigartigkeit; selbstbewusst sein
- für sich selbst sprechen und eigene Entscheidungen treffen
- planen und Ziele setzen
- agieren und dabei auch Risiken eingehen; mit Konflikten umgehen und Unterstützung suchen; Probleme lösen
- Ergebnisse des eigenen Handelns erleben und daraus lernen, d. h. auch vergleichen zwischen erwarteten und tatsächlichen Leistungen; Erfolge wahrnehmen

Auch die Bezugspersonen können im Fokus der Intervention stehen, um Räume für mehr Selbstbestimmung aufzuzeigen (Algozzine et al., 2001; Wong & Wong, 2008).

Die folgenden Arbeitsblätter beziehen sich sowohl auf die Förderung des Selbstwirksamkeitserlebens im engeren Sinn als auch weiter gefasst auf die Förderung von Selbstbestimmung.

6.2 Überblick Arbeitsmaterialien

In diesem Kapitel finden Sie folgende Arbeitsmaterialien:

- AB 41 / *Selbstwirksamkeits- und Kompetenzerleben fördern*: Auf diesem Arbeitsblatt werden diverse Anregungen zur Förderung des Selbstwirksamkeits- und Kompetenzerlebens des Patienten gegeben. Die Hinweise sind sowohl für Therapeuten als auch für die Bezugspersonen des Patienten nützlich.
- AB 42 / *Erfolge erinnern*: Auf diesem Arbeitsblatt kann der Patient seine Erfolge auflisten und bewusst wahrnehmen.
- AB 43 / *Selbstbestimmung und Unabhängigkeit ermöglichen*: Dieses Arbeitsblatt kann die Bezugspersonen dazu anregen, sich Gedanken über die Selbstbestimmungsmöglichkeiten des Patienten zu machen: In welchen Bereichen bestimmt er bereits viel selbst und wo könnte mehr Unabhängigkeit gefördert werden?
- AB 44 / *Selbst bestimmen können*: Dieses Arbeitsblatt ist das Spiegelbild von AB 43 für den Patienten. Der Patient kann sich überlegen, in welchen Bereichen er bereits viel selbst bestimmt und wo er sich mehr Möglichkeiten zur Selbstbestimmung wünscht.

AB 41 /

T B

Selbstwirksamkeits- und Kompetenzerleben fördern

Selbstwirksamkeit bezeichnet das Vertrauen in die eigene Leistungsfähigkeit und die Erwartung, eine bestimmte Aufgabe kompetent bewältigen, eventuelle Barrieren überwinden und Verhaltensweisen aufrechterhalten zu können. Selbstwirksamkeitserwartungen sind ein wichtiger motivationaler Aspekt und sagen den Erfolg eines Vorhabens vorher. Sie haben ihren Ursprung in Erfolgs- und Misserfolgserfahrungen bezüglich der Bewältigung von Aufgaben sowie in stellvertretenden Erfahrungen durch Modelle und in verbaler Überzeugungsarbeit, welche die wahrgenommene Selbstwirksamkeit stärken oder schwächen können.

Menschen mit Intelligenzminderung haben höhere Misserfolgserwartungen als die Allgemeinbevölkerung und erleben sich häufig als hilflos und eingeschränkt. Kompetenzerleben und Autonomie können die Motivation und Erwartungen von Menschen mit geistiger Behinderung positiv beeinflussen.

Im Folgenden werden Maßnahmen aufgelistet, durch die Therapeuten und Bezugspersonen das Selbstwirksamkeits- und Kompetenzerleben von Menschen mit geistiger Behinderung fördern können. Überlegen Sie sich, welche Punkte bei Ihrem Klienten bzw. Angehörigen besonders relevant sind. Notieren Sie dazu auch konkrete Umsetzungsideen und Beispiele.

- Stellen Sie Informationen und Ressourcen zur Verfügung und lehren Sie Fertigkeiten, um die Erfolgswahrscheinlichkeit Ihres Klienten bzw. Angehörigen bei seinen Vorhaben zu erhöhen.

- Regen Sie Ihren Klienten bzw. Angehörigen dazu an, Dinge auszuprobieren und zu versuchen. Fördern Sie Neugier.

- Begleiten Sie Ihren Klienten bzw. Angehörigen zu Vorhaben. Zeigen Sie Ihre Unterstützung für das Vorhaben.

- Reden Sie mit Ihrem Klienten bzw. Angehörigen über den Wert, den ein Erfolg oder auch Misserfolg für ihn hat. Vielleicht können Sie deutlich machen, dass Misserfolge keinen so hohen Stellenwert einnehmen müssen.

Selbstwirksamkeits- und Kompetenzerleben fördern

- Fördern Sie realistische Erwartungen und Zuschreibungen bezüglich Erfolg und Misserfolg.

- Betonen Sie Ereignisse, in denen Ihr Klient bzw. Angehöriger erfolgreich war. Loben und verstärken Sie viel.

- Fördern Sie Beschäftigungen und Unternehmungen, bei denen sich Ihr Klient bzw. Angehöriger kompetent und produktiv fühlt. Beispielsweise kann sich auch künstlerisches Schaffen positiv auf das Selbstwertgefühl auswirken.

- Achten Sie auch darauf, welchen Effekt der Vergleich mit anderen auf Ihren Klienten bzw. Angehörigen hat: Wie wirkt sich dies auf die wahrgenommene Kompetenz und den Selbstwert aus? Hintergrund dafür ist, dass der Vergleich mit Menschen ohne geistige Behinderung (z. B. in Sportgruppen) positive oder negative Effekte haben kann.

- Fördern Sie aber auch Eigenständigkeit und Selbstbestimmung.

AB 42 / Erfolge erinnern

P

1/2

Jetzt sollen Sie sich an Ihre Erfolge erinnern.
Denken Sie dabei nicht nur an die letzten Tage,
sondern auch viel weiter zurück.
Das ist gar nicht so einfach.
Und braucht Zeit.
Diese Fragen können Ihnen helfen,
Ideen zu bekommen:

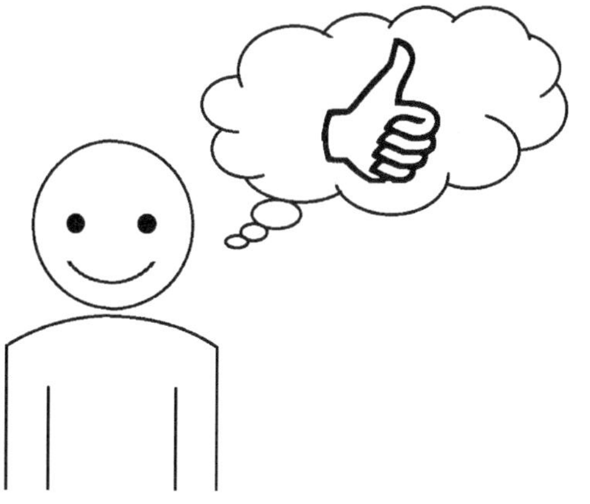

- Was habe ich schon geschafft?
- Was hat gut geklappt?
- Wann war ich stolz auf mich?
- Wann war ich zufrieden mit mir?
- Wofür bin ich gelobt worden?

Tragen Sie Ihre Erfolge in die Tabelle auf der nächsten Seite ein.

Tipps:

Wenn Ihnen nicht so viel einfällt,
oder Sie nicht genau wissen, wann etwas war,
fragen Sie Ihre Betreuer oder Ihre Familie, Freunde ...
Oder Sie machen eine Pause.
Und machen an einem anderen Tag weiter.

AB 42 / Erfolge erinnern

P

Tragen Sie hier Ihre Erfolge ein.

Heute	
Gestern	
Letzte Woche	
Letzten Monat	
Letztes Jahr	
In meinem Leben	

AB 43 /

Selbstbestimmung und Unabhängigkeit ermöglichen

Für das Erleben von Selbstwirksamkeit und Kompetenz spielt für Menschen mit geistiger Behinderung Selbstbestimmung eine wichtige Rolle.
Natürlich ist dies nicht immer möglich, aber Sie können gemeinsam überlegen, wo Spielräume sind.
Überlegen Sie sich Folgendes:

In welchen Bereichen bestimmt (Name) .... bereits viel selbst?

Kreuzen Sie Zutreffendes an und finden Sie Beispiele.

Zum Beispiel ...

☐ Zuhause 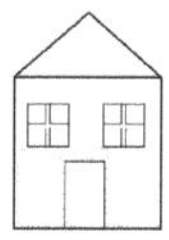 ....

☐ Bei der Arbeit 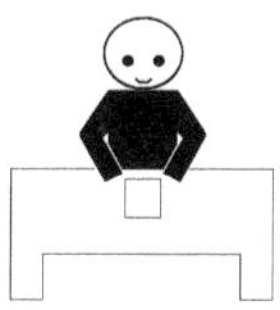 ....

☐ Beim Einkaufen 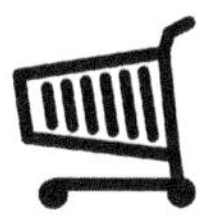 ....

☐ In der Freizeit 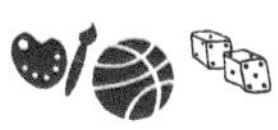 ....

☐ Am Wochenende

Sa	So

....

☐ ... .

AB 43 / Selbstbestimmung und Unabhängigkeit ermöglichen

In welchen Bereichen könnte mehr Selbstbestimmung und Unabhängigkeit gefördert werden?

Kreuzen Sie Zutreffendes an und finden Sie Beispiele.

Zum Beispiel ...

☐ Zuhause

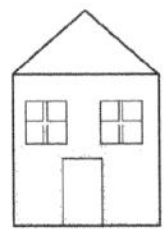

☐ Bei der Arbeit

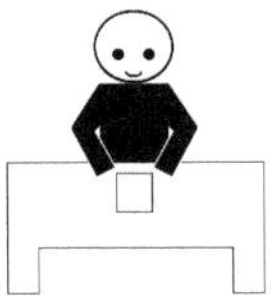

☐ Beim Einkaufen

☐ In der Freizeit

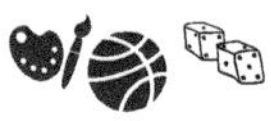

☐ Am Wochenende

Sa	So

☐ ...

Nun geht es um die Umsetzung:
Wie können Sie mehr Selbstbestimmung ermöglichen?

AB 44 / Selbst bestimmen können

Viele Menschen möchten sich gerne stark und unabhängig fühlen.
Sie möchten selbst bestimmen und entscheiden.
Vielleicht wünschen Sie sich das auch manchmal.
Natürlich geht das nicht immer.
Aber Sie können Ihren Betreuern und Angehörigen Ihre Wünsche sagen.
Überlegen Sie sich vorher:

Bei was bestimme ich schon viel selbst?
Kreuzen Sie das an und schreiben Sie Beispiele auf.

Zum Beispiel …

☐ Zuhause 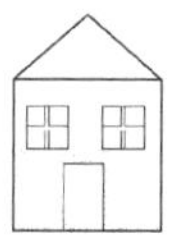 ....

☐ Bei der Arbeit 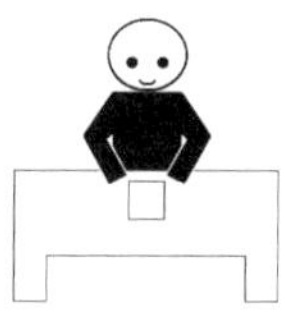 ....

☐ Beim Einkaufen 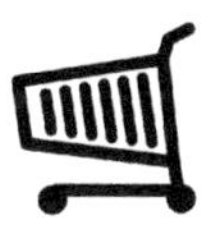 ....

☐ In der Freizeit 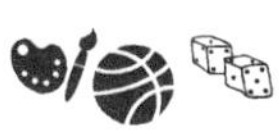 ....

☐ Am Wochenende | Sa | So | ....

☐ … ....

Selbst bestimmen können

Überlegen Sie dann auch:

Bei was wünsche ich mir,
mehr selbst bestimmen zu können?

Kreuzen Sie dies an und schreiben Sie Beispiele auf.

Zum Beispiel ...

☐ Zuhause 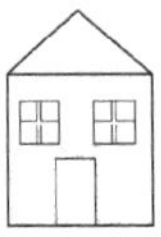 ....

☐ Bei der Arbeit 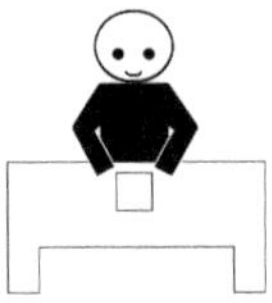 ....

☐ Beim Einkaufen 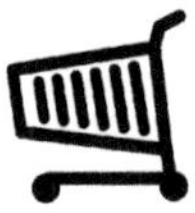 ....

☐ In der Freizeit 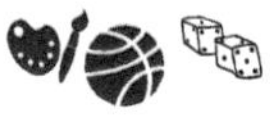 ....

☐ Am Wochenende | Sa | So | ....

☐ ... .

KAPITEL 7 /

Beendigung der Therapie

7.1 Hintergrund und Einführung

Depressive Störungen zeigen häufig einen rezidivierenden Verlauf. Etwa 50 bis 85 Prozent derjenigen, die bereits an einer depressiven Episode erkrankt waren, entwickeln im Verlauf des Lebens mindestens eine weitere depressive Episode (Kempermann et al., 2008). In der Normalbevölkerung beträgt die Rate rezidivierender depressiver Störungen ca. 1 Prozent, bei Menschen mit einer geistigen Behinderung 3 bis 5 Prozent (Meinert & Wilking, 2014).
Vor diesem Hintergrund ist es wichtig, in der Therapie ausreichend Zeit für die Rückfallprophylaxe einzuplanen. Im gesamten Therapieverlauf sollte die Rückfallprophylaxe Berücksichtigung finden. Hierzu gehört vor allem, den Patienten darin zu fördern, die erlernten Fertigkeiten in den Alltag zu übernehmen, und gemeinsam Strategien zu erarbeiten, wie diese Fertigkeiten über das Therapieende hinaus beibehalten werden.
Der letzte Therapieabschnitt sollte explizit der Therapiebilanzierung und Rückfallprophylaxe gewidmet werden. Es empfiehlt sich hierbei die Frequenz der Sitzungen auf zunächst zwei- und dann vierwöchige Abstände zu vergrößern. Somit wird die therapeutische Unterstützung Schritt für Schritt reduziert und das Selbstmanagement gefördert. Bei Patienten mit einer geistigen Behinderung ist in dieser Phase nochmals der Einbezug von Bezugspersonen zentral, um den Therapieerfolg langfristig zu sichern.

Therapieevaluation und Therapiebilanz

Zunächst sollten die zu Beginn der Psychotherapie formulierten Therapieziele gemeinsam mit dem Patienten dahingehend betrachtet werden, inwiefern die Ziele erreicht wurden. Die Bilanzierung von Erfolgen und Fortschritten trägt dazu bei, dass das Selbstwirksamkeitserleben des Patienten gestärkt und das Gefühl der Handlungsfähigkeit gefördert werden.
Des Weiteren sollte im Rahmen der Therapieevaluation die aktuelle Symptomatik des Patienten erfasst und mit der Symptomatik zu Therapiebeginn verglichen werden. Bei Patienten ohne geistige Behinderung geschieht dies häufig anhand standardisierter Fragebogen-Verfahren. Da für Menschen mit geistiger Behinderung jedoch kaum Verfahren zur Verfügung stehen, bietet es sich an, abermals die Symptomatik anhand der Diagnosekriterien zu erfassen und mit der Ausgangssymptomatik zu vergleichen.
Ein weiterer Aspekt der Therapiebilanz besteht in der Zusammenstellung des in der Therapie Erlernten. Bei Patienten mit einer geistigen Behinderung sollten Therapeut und Patient gemeinsam die in der Therapie erlernten Strategien und Fertigkeiten sammeln und schriftlich festhalten. Zudem sollte überlegt werden, wie der Patient das Gelernte über die Therapie hinaus weiter üben und einsetzen kann.

Rückfallprophylaxe

Medikamentöse Erhaltungstherapie

Die Behandlungsleitlinien für Depression (S3-Leitlinie/Nationale VersorgungsLeitlinie; DGPPN et al., 2015) sehen bei unipolarer Depression eine medikamentöse Erhaltungstherapie über einen Zeitraum von vier bis neun Monaten vor. Hierbei soll das bisher eingesetzte Antidepressivum in unveränderter Dosierung weiter eingenommen werden, da Studien gezeigt haben, dass dadurch das Rückfallrisiko verringert werden kann. Für Patienten, die in der Akutphase eine antidepressive Medikation erhalten haben, empfiehlt sich daher: Der Therapeut sollte im Rahmen der psychotherapeutischen Behandlung den Patienten und eine Bezugsperson über die Leitlinie aufklären und zur weiteren Medikamenteneinnahme sowie zu regelmäßigen Terminen beim behandelnden Arzt motivieren.

Stressoren und Belastungsfaktoren. Der Ausgangspunkt für die psychotherapeutische Rückfallprophylaxe besteht in dem Wissen über chronische und aktuelle Belastungsfaktoren und Stressoren, die Auslöser für eine erneute depressive Episode sein können. Hierbei sollten zum einen Auslöser vergangener depressiver Episoden analysiert werden. Zum anderen sollte eine Sammlung chronischer und aktueller Belastungssituationen (z. B. Betreuerwechsel, Stress durch Leben in einer Wohngemeinschaft) erfolgen, die zu Verschlechterung der Stimmung beitragen können und somit potentielle Risikofaktoren darstellen.

Individuelles Modell der depressiven Abwärtsspirale. Weitere wichtige Grundlage für die Rückfallprophylaxe ist das Wissen über die Prozesse, die bei dem Patienten zu der depressiven Störung geführt haben. Anhand der depressiven Abwärtsspirale (vgl. Kap. 3, INFO 13 und AB 4) sollte der Therapeut mit dem Patienten Auslöser für die depressive Dekompensation auf den drei Ebenen Gedanken, Gefühle und Verhaltensweisen sammeln und festhalten.

Frühwarnzeichen. Die Sammlung von Frühwarnzeichen für eine abermalige depressive Episode erfolgt auf Grundlage des Wissens zur eigenen Symptomatik, zu subjektiven Stressoren sowie zu eigenen Reaktionen auf diese Stressoren. Depressive Patienten können dazu neigen, die Aufmerksamkeit verstärkt auf mögliche Zeichen einer Verschlechterung zu richten und somit alltägliche Missempfindungen oder Stimmungsschwankungen als Depressionsanzeichen fehlzudeuten. Daher empfiehlt es sich, dem Patienten deutlich zu vermitteln, dass die Überprüfung des eigenen Befindens hinsichtlich möglicher Frühwarnzeichen in größeren Abständen von mehreren Wochen erfolgen sollte und nicht zur täglichen Routine gehört. Bei Menschen mit einer geistigen Behinderung sollte diese Information auch den Bezugspersonen mitgeteilt werden.

Werkzeugkoffer. Kernstück der psychotherapeutischen Rückfallprophylaxe stellt die Erstellung eines persönlichen Werkzeugkoffers dar. Hierfür werden alle hilfreichen Strategien zum Umgang mit depressiven Symptomen und neu erlernte Fertigkeiten gesammelt. Diese Intervention kann zu einem erhöhten Kontroll- und Selbstwirksamkeitserleben beitragen, indem dem Patienten bewusst wird, dass er einer depressiven Episode nicht hilflos ausgeliefert ist. Somit fördert der Werkzeugkoffer zudem das Selbstmanagement des Patienten.

Notfallplan für Krisen. In einem letzten Schritt sollte gemeinsam mit dem Patienten ein Notfallplan entwickelt werden, für den Fall, dass es zu einem depressiven Rückfall kommt. Unter einem Rückfall wird hierbei verstanden, dass der Patient wieder verstärkt depressive Stimmung erlebt und depressive Verhaltensweisen (z. B. sozialer Rückzug) auftreten. Der Notfallplan sollte knapp formuliert und übersichtlich sein, damit er vom Patienten immer bei sich getragen werden kann.

Wohlbefinden. Im Sinne des Aufbaus von Ressourcen, die mit dazu beitragen, einen depressiven Rückfall zu verhindern, sollte über die ganze Therapie hinweg das Wohlbefinden des Patienten gefördert und gestärkt werden. Ziel ist es hierbei, dass der Patient lernt, im Alltag auch das eigene Wohlbefinden wahrzunehmen und gezielt Aktivitäten zu planen, um das eigene Wohlbefinden zu fördern. Das eigene Wohlbefinden besser wahrzunehmen, kann mittels eines Tagebuchs erlernt werden (vgl. AB 25 Gefühlstagebuch). Hinsichtlich der Förderung des eigenen Wohlbefindens bieten sich Interventionen des Aktivitätenaufbaus an, bei denen unter Berücksichtigung der eigenen Werte Aktivitäten gezielt geplant werden (vgl. Kap. 3).

Auffrischungssitzungen. Abschließend empfiehlt es sich, mit dem Patienten und einer Bezugsperson Auffrischungssitzungen zu vereinbaren. Diese können beispielsweise einmal pro Quartal stattfinden. Ziel dieser Auffrischungssitzungen besteht zum einen darin, das aktuelle psychische Befinden des Patienten zu erfassen. Zum anderen soll thematisiert werden, inwiefern die erlernten Fertigkeiten weiterhin regelmäßig geübt bzw. durchgeführt werden und wie mit Krisen seit Therapieende umgegangen wurde. Zudem können Therapieinhalte nochmals wiederholt werden.

7.2 Überblick Arbeitsmaterialien

In diesem Kapitel finden Sie folgende Arbeitsmaterialien:

- INFO 24 / *Anleitung zu Therapiebilanz und Rückfallprophylaxe*: Der Therapeut erhält auf diesem Informationsblatt Hinweise zum Ablauf und zur Durchführung der Interventionen zu Therapiebilanz und Rückfallprophylaxe.
- AB 45 / *So geht es mir heute*: Dieses Arbeitsblatt für Patienten kommt im Rahmen der Therapiebilanz zum Einsatz. Anhand dieses Arbeitsblatts wird die aktuelle depressive Symptomatik erhoben und mit der zu Therapiebeginn verglichen.
- AB 46 / *Verbesserungen durch die Therapie*: Dieses Arbeitsblatt für Patienten kann ebenfalls für die Therapiebilanzierung genutzt werden. Zum einen wird mithilfe dieses Arbeitsblatts evaluiert, inwiefern die Therapieziele erreicht wurden. Zum anderen soll erarbeitet werden, welche hilfreichen Strategien und Fertigkeiten der Patient konkret im Rahmen der Therapie erlernt hat und wie er diese nach Ende der Therapie weiterführen kann.
- AB 47 / *Mein Stress*: Dieses Arbeitsblatt für Patienten dient dazu, gemeinsam mit dem Therapeuten chronische und aktuelle Stressoren und Belastungsfaktoren zu sammeln und Stressbewältigungsstrategien schriftlich festzuhalten.
- AB 48 / *Frühe Anzeichen für eine Depression*: Frühwarnzeichen für eine depressive Episode werden mithilfe dieses Arbeitsblattes für Patienten erarbeitet und schriftlich festgehalten. Hierfür wird abermals die Symptomatik zu Therapiebeginn angeschaut, um daraus die Frühwarnzeichen heraus zu arbeiten.
- AB 49 / *Therapiebilanz für Bezugspersonen*: Dieses Arbeitsblatt für Bezugspersonen dient zur Vorbereitung einer gemeinsamen Sitzung von Therapeut, Patient und Bezugsperson, in der die Therapie bilanziert und das weitere Vorgehen nach Beendigung der Therapie besprochen wird. Inhaltlich werden die Symptomatik des Patienten, die Zielerreichung, hilfreiche Strategien und Fertigkeiten thematisiert. Zudem erhält die Bezugsperson die Möglichkeit, Fragen an den Therapeuten zu notieren.
- AB 50 / *Mein Werkzeugkoffer*: Der Werkzeugkoffer soll dem Patienten dazu dienen, die in der Therapie erarbeiteten hilfreichen Strategien und Fertigkeiten zu sammeln und festzuhalten. Dies kann schriftlich erfolgen oder mittels aufgeklebten Bildern, Fotos o. Ä.
- AB 51 / *Notfall-Plan*: Im Notfall-Plan für den Patienten sollen mit dem Patienten konkrete Handlungsanweisungen erarbeitet werden für den Fall, dass ein depressiver Rückfall droht bzw. eingetreten ist.
- AB 52 / *Notfallplan für Bezugspersonen*: Der Notfallplan für Bezugspersonen gibt der Bezugsperson konkrete Handlungsanweisungen, an die sie sich halten kann, wenn sie bei ihrem Klienten bzw. Angehörigen den Beginn oder das Eintreten eines depressiven Rückfalls bemerkt.

INFO 24 /

T

Anleitung zu Therapiebilanz und Rückfallprophylaxe

Im Folgenden werden Ihnen neben Erläuterungen zu den Interventionen zur Therapiebilanz Hinweise zur Rückfallprophylaxe (AB 45 bis 52) gegeben. Bei den Interventionen in dieser Therapiephase wird an einigen Stellen auf frühere Therapieinhalte zurückgegriffen. Vor allem bei der Arbeit mit Menschen mit einer geistigen Behinderung sollte, auch im Sinne eines kleinschrittigen Vorgehens, ausreichend Zeit für die Wiederholung dieser Inhalte eingeplant werden. Darüber hinaus empfiehlt sich insbesondere in dieser Therapiephase der Einbezug von Bezugspersonen.

Therapiebilanz

Um gemeinsam mit dem Patienten die Therapiebilanz zu ziehen, sollten die zu Beginn der Therapie formulierten und schriftlich festgehaltenen Ziele nochmals betrachtet werden. Daher empfiehlt es sich eine Kopie dieser Zielformulierung in den Therapieunterlagen abzulegen. Zunächst sollen die Ziele und darauf aufbauend die Erfolge und Fortschritte schriftlich festgehalten werden (vgl. AB 46). In einem nächsten Schritt werden die in der Therapie erlernten Strategien und Fertigkeiten ebenfalls schriftlich festgehalten und erarbeitet, wie der Patient diese auch nach Beendigung der Therapie regelmäßig anwenden und üben kann. Patienten, die ausreichende kognitive Fähigkeiten besitzen, können dieses Arbeitsblatt zunächst eigenständig als Hausaufgabe ausfüllen, um es dann in der Therapiesitzung zu besprechen. Insbesondere für den letzten Schritt empfiehlt sich der Einbezug von Bezugspersonen, da deren Unterstützung häufig eine wichtige Größe für die Umsetzung im Alltag darstellt.
Des Weiteren sollten Sie bei der Bilanzierung der Therapie gemeinsam mit dem Patienten die Entwicklung der individuellen Symptomatik über den Therapieverlauf hinweg betrachten. Hierfür wird auf das AB 3 zurückgegriffen, welches der Erfassung der Symptomatik zu Therapiebeginn diente. Daher empfiehlt es sich auch hier eine Kopie des Arbeitsblatts in den Therapieunterlagen abzulegen. Die zu Therapiebeginn bestehenden Symptome sollten Sie gemeinsam mit dem Patienten dahingehend betrachten, inwiefern sich das jeweilige Symptom gebessert oder verschlechtert hat oder unverändert geblieben ist (vgl. AB 45). Die Bearbeitung dieses Arbeitsblatts stellt zugleich eine Wiederholung der zu Therapiebeginn durchgeführten Psychoedukation über die Diagnose Depression dar. Bei Menschen mit einer geistigen Behinderung sind diesbezüglich in der Regel viele Wiederholungen notwendig.

Psychotherapeutische Rückfallprophylaxe

Schon zu Beginn der Therapie kann mit dem Patienten erarbeitet werden, welche individuellen Belastungsfaktoren und Stressoren zur Entwicklung der depressiven Episode beigetragen haben. Diese Stressoren sollten im Rahmen der Rückfallprophylaxe erneut wiederholend betrachtet und schriftlich festgehalten werden, damit das Wissen des Patienten so gefestigt werden kann (vgl. AB 47). Darauf aufbauend sollten Sie als Therapeut mit dem Patienten Strategien der Stressbewältigung erarbeiten, die ebenfalls schriftlich festgehalten werden, damit der Patient auch nach Ende der Therapie darauf zurückgreifen kann.
Darüber hinaus sollte dem Patienten auch ein Modell der inneren Prozesse, die zu der depressiven Dekompensation geführt haben, vermittelt werden. Auch hier sollten Sie als Therapeut in dieser Phase der Therapie das erarbeitete Modell mit dem Patienten wiederholen. Hierfür kann das Arbeitsblatt 4 hilfreich sein, bei dem die depressive Abwärtsspirale auf den drei Ebenen Gedanken, Gefühle und Verhalten erarbeitet wurde.
Aufbauend auf diesem Wissen, das zunächst wiederholt wurde, sollten Sie gemeinsam mit dem Patienten individuelle Frühwarnzeichen für den Beginn einer depressiven Episode erarbeiten (vgl. AB 48). Hierbei sollten Sie abermals von den zu Therapiebeginn erarbeiteten individuellen Symptomen der Depression ausgehen. Wichtig ist es, dem Patienten den richtigen Umgang mit dieser erarbeiteten Liste zu vermitteln: Der Patient soll einerseits dazu aufgefordert werden, nach Therapieende in regelmäßigen Abständen sein Befinden hinsichtlich möglicher Frühwarnzeichen zu kontrollieren. Andererseits soll der Patient dazu angehalten werden, diese Kontrolle nur in größeren Abständen von ca. vier Wochen vorzunehmen. Dies soll der Gefahr einer zu starken Fokussierung auf mögliche Zeichen einer Verschlechterung entgegenwirken. Bei Menschen mit einer geistigen Behinderung sollte diese Information auch den Bezugspersonen

mitgeteilt werden, da diese häufig ebenfalls eine erhöhte Aufmerksamkeit auf mögliche, wieder auftretende Krankheitssymptome beim Patienten richten.
Um die Erfolge der Therapie mittel- und langfristig zu stabilisieren, sollten Patienten die erarbeiteten und während der Therapiephase angewandten Strategien und neu erworbenen Fertigkeiten über das Therapieende hinaus regelmäßig einsetzen. Hier hat sich über verschiedene Störungsbilder hinweg die Einführung eines Werkzeugkoffers etabliert, der eine Sammlung hilfreicher Strategien, neu erlernter Fertigkeiten, Übungen u. Ä. enthält (vgl. AB 50). Es empfiehlt sich, die Patienten hierbei in einer kreativen Umsetzung zu unterstützen. So können z. B. symbolhafte Gegenstände in einer Kiste oder einen Karton gelegt werden, wobei die Kiste individuell gestaltet und verziert werden kann. Alternativ kann der Patient z. B. die Strategien und Fertigkeiten in einem Heft festhalten und ggf. mit Bildern aus Zeitschriften, Fotos usw. ausgestalten.
Abschließend sollten Sie gemeinsam mit dem Patienten erarbeiten, was er im Falle eines depressiven Rückfalls tun kann. Hierfür eignet sich das Erstellen eines Notfallplans (vgl. AB 51). Inhaltlich sollte der Notfallplan möglichst konkrete Handlungsanweisungen enthalten, die kurz gehalten sind. In einem schrittweisen Vorgehen wird der Patient dazu angeleitet, zunächst aus seinem Werkzeugkoffer geeignete Strategien auszuwählen und (wieder regelmäßig) durchzuführen. In einem zweiten Schritt wird der Patient ermutigt, sich soziale Unterstützung zu suchen. Abschließend sollen in dem Notfallplan professionelle Anlaufstellen festgehalten werden, an die sich der Patient wenden kann. Gegebenenfalls lässt sich der Notfallplan auch in ein Smartphone eingeben.

Therapiebilanz und Rückfallprophylaxe mit Bezugspersonen

Der Einbezug von Bezugspersonen in die Therapie mit Menschen mit einer geistigen Behinderung ist bei vorhandenem Einverständnis als obligatorisch anzusehen. Dies gilt insbesondere zu Therapieende, da für die Aufrechterhaltung der Therapieerfolge Menschen mit einer geistigen Behinderung häufig auf Erinnerung, Anleitung und Unterstützung von außen angewiesen sind, da die kognitiven Fähigkeiten nicht für ein vollkommen autonomes Selbstmanagement ausreichen. Analog zur Bilanzierung der Therapie mit dem Patienten sollten Sie auch in einem Dreiergespräch mit dem Patienten und einer Bezugsperson Bilanz ziehen. Hierfür kann das AB 49 hilfreich sein, das die Bezugsperson vorbereitend auf die gemeinsame Sitzung ausfüllen und zur Sitzung mitbringen kann. Die Bezugsperson wird zunächst aufgefordert, die Entwicklung der Symptomatik des Patienten und die Zielerreichung beurteilen. In einem nächsten Schritt geht es darum, hilfreiche Strategien und Fertigkeiten zu sammeln, um dann zu beurteilen, wie die Bezugsperson den Patienten über die Therapie hinaus unterstützen kann. Abschließend sollten Sie auf jeden Fall ausreichend Zeit einplanen, um Fragen der Bezugsperson besprechen zu können.
Parallel zum Notfallplan des Patienten sollten Sie in einer gemeinsamen Sitzung mit dem Patienten und einer Bezugsperson einen Notfallplan für die Bezugsperson erarbeiten. Dieser kann bereits im Vorfeld anhand des AB 52 von der Bezugsperson eigenständig erstellt werden, um ihn dann in einem Dreiergespräch mit dem Patienten abzustimmen und zu ergänzen. Inhaltlich fokussiert der Notfallplan auf folgende Punkte: In einem schrittweisen Vorgehen soll die Bezugsperson zunächst ihren Klienten bzw. Angehörigen bei der (wieder regelmäßigen) Durchführung von in der Therapie erlernten Strategien und Fertigkeiten unterstützen. Darüber hinaus wird die Bezugsperson aufgefordert, ihren Klienten bzw. Angehörigen in der Einhaltung einer regelmäßigen Tagesstruktur und der Durchführung von Aktivitäten sowie der Aktivierung des sozialen Netzwerks zu unterstützen. Abschließend erhält die Bezugsperson die Möglichkeit, die Kontaktdaten von professionellen Unterstützungsmöglichkeiten schriftlich festzuhalten.

AB 45 / So geht es mir heute

P

Am Anfang der Psycho-Therapie haben Sie Anzeichen für eine Depression gesammelt.
Jetzt schauen Sie nochmal die Anzeichen an.
Zusammen mit dem Psycho-Therapeuten.
Überlegen Sie:
Wie geht es mir jetzt?
Ist es anders als am Anfang der Psycho-Therapie?

Nehmen Sie das Arbeitsblatt 3 vom Anfang der Psycho-Therapie.
Wenn ein Anzeichen besser geworden ist,
streichen Sie es in einer Farbe an.
Zum Beispiel grün.

Wenn ein Anzeichen gleich geblieben ist,
streichen Sie es in einer anderen Farbe an.
Zum Beispiel gelb.

Wenn ein Anzeichen schlechter geworden ist,
streichen Sie es in einer dritten Farbe an.
Zum Beispiel rot.

AB 46 /

Verbesserungen durch die Psycho-Therapie

Am Anfang der Psycho-Therapie haben Sie über Ziele
für die Psycho-Therapie gesprochen.
Jetzt schauen Sie nochmal die Ziele an.
Zusammen mit dem Psycho-Therapeuten.
Überlegen Sie:
Was habe ich geschafft?
Was habe ich in der Psycho-Therapie gelernt?
Was mache ich jetzt anders?
Wie kann ich alleine ohne die Psycho-Therapie weitermachen?

Meine Ziele am Anfang der Psycho-Therapie:

- **Ziel Nr. 1:** ....

Das habe ich geschafft:

....

....

....

Das habe ich gelernt. Das mache ich jetzt anders:

....

....

....

Nach der Therapie mache ich so weiter:

....

....

....

Verbesserungen durch die Psycho-Therapie

▸ **Ziel Nr. 2:** ....

Das habe ich geschafft:

....

....

....

Das habe ich gelernt. Das mache ich jetzt anders:

....

....

....

Nach der Therapie mache ich so weiter:

....

....

....

Verbesserungen durch die Psycho-Therapie

▸ **Ziel Nr. 3:** ....

Das habe ich geschafft:

....

....

....

Das habe ich gelernt. Das mache ich jetzt anders:

....

....

....

Nach der Therapie mache ich so weiter:

....

....

....

AB 47 / Mein Stress

P

1/2

Jeder von uns kennt Stress.
Stress entsteht unterschiedlich.
Zum Beispiel durch die Arbeit.
Oder durch Ärger mit Freunden.
Oder durch schlechte Erinnerungen.
Oder durch eine Krankheit.
Oder wenn der Betreuer wechselt.
Stress kann schlechte Stimmung machen.
Stress kann auch depressiv machen.

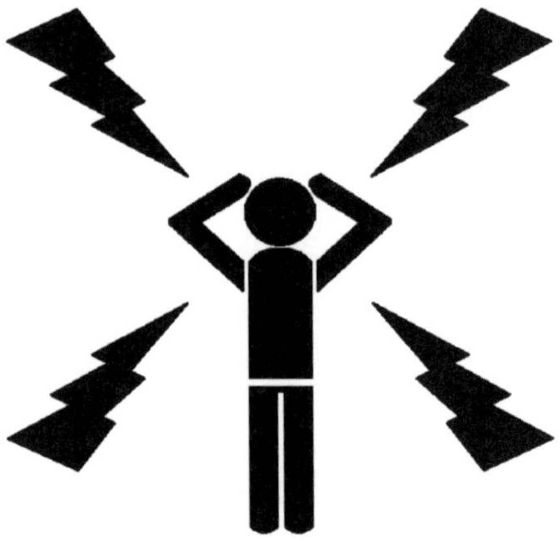

Deswegen überlegen Sie:

Was macht bei Ihnen Stress?

AB 47 /

Mein Stress

Was Sie gegen den Stress tun können,
besprechen Sie mit Ihrem Psycho-Therapeuten.
Das ist wichtig.
Damit es Ihnen weiter gut geht.
Hier können Sie aufschreiben,
was Sie gegen den Stress machen können.

Das kann ich gegen den Stress machen:

AB 48 /

P

Frühe Anzeichen für eine Depression

Am Anfang der Psycho-Therapie haben Sie Anzeichen für eine Depression gesammelt.
Jetzt schauen Sie nochmal die Anzeichen an.
Zusammen mit dem Psycho-Therapeuten.

Nehmen Sie das Arbeitsblatt 3 vom Anfang der Psycho-Therapie.
Schreiben Sie auf:

Das sind bei mir die Anzeichen für eine Depression:

....

....

....

....

....

....

An diesen Anzeichen können Sie merken,
dass wieder eine Depression kommt.
Was Sie dann machen,
besprechen Sie mit dem Psycho-Therapeuten.
Dafür gibt es das Arbeitsblatt 51.

Wenn die Therapie vorbei ist,
gucken Sie einmal jeden Monat nach den Anzeichen.
Damit Sie rechtzeitig merken,
ob Sie eine Depression bekommen.

AB 49 /

B

Therapiebilanz für Bezugspersonen

Die psychotherapeutische Behandlung Ihres Klienten bzw. Angehörigen befindet sich mittlerweile in der Endphase. Zum Abschluss der Therapie gilt es zum einen Bilanz zu ziehen. Zum anderen ist es wichtig, zu erarbeiten, wie die Erfolge der Therapie beibehalten werden können. Hierfür wird Ihr Klient bzw. Angehöriger auch zukünftig auf Ihre Unterstützung angewiesen sein. Daher findet ein gemeinsamer Termin zu dritt statt, um diese Themen zu besprechen. Zur Vorbereitung auf diesen Termin werden Sie daher gebeten dieses Arbeitsblatt auszufüllen und folgende Fragen zu beantworten:

Depressions-Symptome

Überlegen Sie wie die Depressions-Symptome bei Ihrem Klienten bzw. Angehörigen zu Beginn der Therapie ausgeprägt waren. Als Erinnerungsstütze finden Sie die Depressionssymptome am Ende des Arbeitsblatts.
Bilanzieren Sie dann in einem zweiten Schritt, inwiefern es Veränderungen bei den einzelnen Symptomen gab. Was hat sich verändert? Was ist gleich geblieben? Hat sich etwas verschlechtert?

Symptom	Veränderung

Therapiebilanz für Bezugspersonen

Therapieziele

Am Anfang der Therapie wurden Ziele für die Behandlung formuliert. Wenn Sie in die Zielformulierung eingebunden waren, überlegen Sie bitte, inwiefern diese Ziele erreicht wurden.

- **Ziel Nr. 1:** ....

Das wurde in der Therapie erreicht:

....

....

....

- **Ziel Nr. 2:** ....

Das wurde in der Therapie erreicht:

....

....

....

- **Ziel Nr. 3:** ....

Das wurde in der Therapie erreicht:

....

....

....

- Welche in der Therapie erarbeiteten Strategien oder Übungen und Themen waren und sind aus Ihrer Sicht hilfreich für Ihren Klienten bzw. Angehörigen?

....

....

....

....

Therapiebilanz für Bezugspersonen

▶ Wie können Sie Ihren Klienten bzw. Angehörigen nach Abschluss der Therapie weiter unterstützen, um die Erfolge aufrechtzuerhalten?

▶ Welche Fragen haben Sie zum Abschluss an den Therapeuten?

Erinnerungsstütze

Die beiden wichtigsten Symptome für eine Depression bei Menschen mit geistiger Behinderung sind:

- depressive oder gereizte Stimmung
- Interessen- oder Freudverlust an Aktivitäten oder sozialer Rückzug oder reduzierte Selbstfürsorge oder Reduktion der Quantität von Sprache/Kommunikation

Eines dieser Symptome muss durchgehend über einen Zeitraum von mindestens zwei Wochen bestehen. Hinzu müssen weitere Symptome kommen, sodass insgesamt mindestens vier Symptome gleichzeitig über diesen Zeitraum auftreten. Diese Symptome können sein:

- Energieverlust, erhöhte Lethargie
- Verlust von Selbstvertrauen oder vermehrt rückversicherndes Verhalten beginnende oder vermehrte Sorgen oder Ängstlichkeit
- verstärkte Weinerlichkeit
- Beginn oder Verstärkung von somatischen Symptomen/gesundheitlichen Problemen
- Konzentrationsschwierigkeiten/Ablenkbarkeit oder verstärkte Unentschlossenheit
- vermehrt spezifisches Problemverhalten
- psychomotorische Agitiertheit oder psychomotorische Verlangsamung
- Beginn oder Verstärkung von Appetitstörungen oder Gewichtsveränderung von mindestens 5 Prozent des Körpergewichts
- Beginn oder Verstärkung von Schlafschwierigkeiten

Wichtig für die Diagnosestellung ist, dass die Symptome neu auftreten oder sich deutlich gegenüber dem üblichen Zustand der Person verstärkt haben.

AB 50 / P

Mein Werkzeug-Koffer

In der Psycho-Therapie haben Sie viel besprochen und gelernt.
Damit es Ihnen wieder besser geht.
Es ist wichtig,
dass Sie sich die Sachen aus der Psycho-Therapie merken.
Und weiter üben.
Auch wenn es Ihnen jetzt besser geht.

Deswegen sammeln Sie alles,
was Ihnen in der Psycho-Therapie geholfen hat.
Und tun das in einen Werkzeug-Koffer.
In den Koffer können Sie immer wieder reinschauen.
Dann wissen Sie wieder,
was Ihnen hilft.
Am besten gucken Sie da jede Woche rein.
Und machen dann etwas von den Sachen.
Damit es Ihnen weiter gut geht.

AB 50 /

Mein Werkzeug-Koffer

P

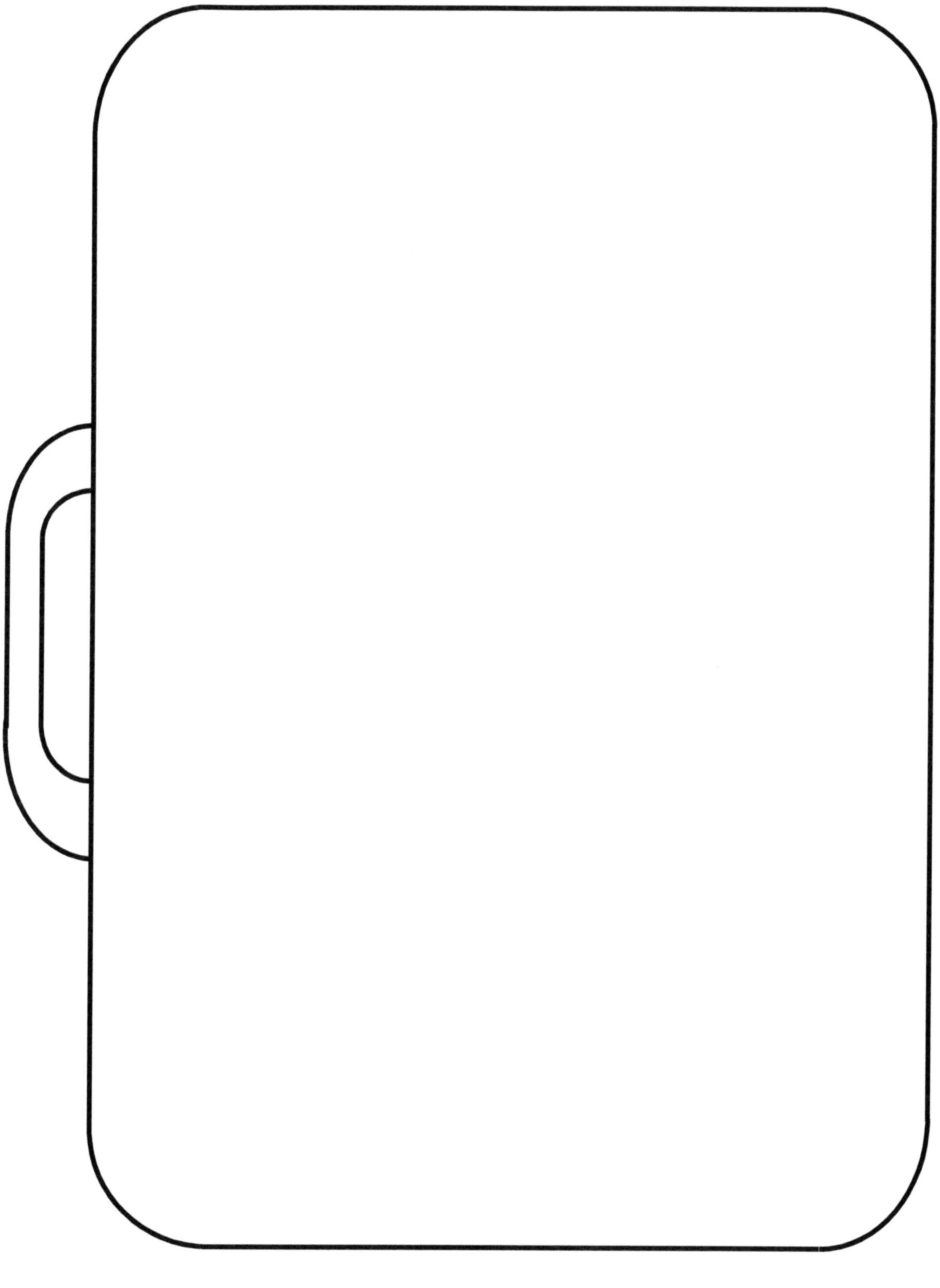

AB 51 /

Mein Notfall-Plan

P

Wenn Sie merken,
dass Sie wieder eine Depression bekommen,
nehmen Sie diesen Notfall-Plan.
Dann wissen Sie,
was Sie tun können.
Sie können den Notfall-Plan ausschneiden.
Und immer in der Tasche dabei haben.

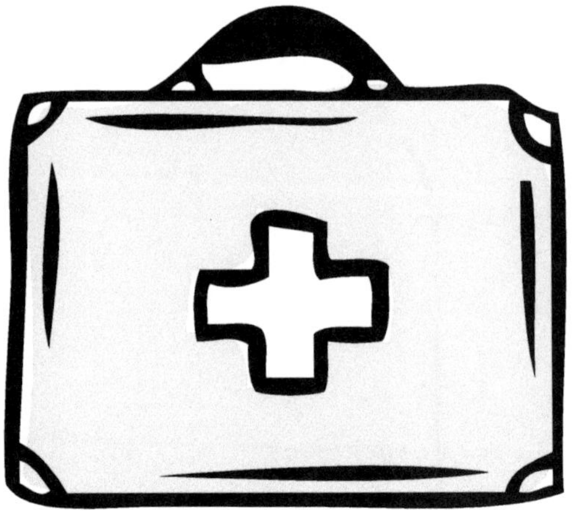

Mein Notfall-Plan

1. **Werkzeugkoffer angucken.**
   Überlegen Sie:
   Was kann ich davon machen?
   Üben Sie wieder jeden Tag.
   Das mache ich:

   ....

   ....

   ....

2. **Leute in meiner Umgebung um Hilfe bitten**
   Überlegen Sie:
   Wer tut mir gut?
   Wen kann ich um Hilfe bitten?

   ....

   ....

   ....

3. **Wer kann noch helfen?**

Name	Telefonnummer
....	....
....	....
....	....
....	....

AB 52 / Notfallplan für Bezugspersonen

B

Dieser Notfallplan soll Sie unterstützen, wenn Sie merken, dass sich bei Ihrem Klienten bzw. Angehörigen vermehrt depressive Symptome zeigen.

Was können Sie tun?

- Unterstützen Sie Ihren Klienten/Angehörigen in der Durchführung bzw. Aufrechterhaltung der erlernten Fertigkeiten. Hierzu kann es sinnvoll sein, gemeinsam den erstellten Werkzeugkoffer anzuschauen.
  - Was kann Ihr Klient/Angehöriger konkret tun?

  ....

  ....

  - Planen Sie ganz konkret die Durchführung. Wie können Sie Ihren Klienten/Angehörigen unterstützen?

  ....

  ....

- Unterstützen Sie Ihren Klienten/Angehörigen in der Einhaltung einer regelmäßigen Tagesstruktur und der Durchführung von Aktivitäten.
- Unterstützen Sie Ihren Klienten/Angehörigen bei der Aktivierung des sozialen Netzes.
  - Wer tut Ihrem Klienten/Angehörigen gut? Wen kann er kontaktieren? Notieren Sie mögliche Personen und deren Kontaktdaten:

  ....

  ....

Professionelle Hilfe

Notieren Sie hier die Kontaktdaten von zuständigen Kliniken, Institutionen, Ärzten, Therapeuten usw., die Sie im Notfall kontaktieren können:

....

....

....

....

....

....

....

Übersicht Informations- und Arbeitsblätter

Kapitel 1 / Psychologische Diagnostik bei Menschen mit geistiger Behinderung und Depression

Kapitel 2 / Beginn der Therapie

Kapitel 3 / Aktivitätenaufbau

Kapitel 4 / Umgang mit alltäglichen Anforderungen und Tagesstrukturierung

Kapitel 5 / Arbeit mit Emotionen

Literatur

Abel, U. & Hautzinger, M. (2013). *Kognitive Verhaltenstherapie bei Depressionen im Kindes- und Jugendalter.* Berlin: Springer.

Ajzen, I. (1991). The theory of planned behavior. *Organizational Behavior and Human Decision Processes, 50* (2), 179–211.

Algozzine, B., Browder, D., Karvonen, M., Test, D. W. & Wood, W. M. (2001). Effects of interventions to promote self-determination for individuals with disabilities. *Review of Educational Research, 71* (2), 219–277.

Bakken, T. L., Gjersoe, V., Matre, E., Kristiansen, T., Ro, A., Tveter, A. L. et al. (2014). PTSD in adults with intellectual disabilities: Stabilisation during inpatient stay. *Advances in Mental Health and Intellectual Disabilities, 8* (4), 237–247.

Bandura, A. (1986). *Social foundations of thought and action: A social cognitive theory.* Englewood Cliffs, NJ: Prentice-Hall.

Barrett, B. (2012). Theoretische Grundlagen des an der dialektisch-behavioralen Therapie orientierten Programms für Menschen mit geistiger Behinderung (DBToP-gB). In S. Elstner, C. Schade & A. S. Diefenbacher (Hrsg.), *DBToP-gB-Manual für die Gruppenarbeit* (S. 12–27). Bielefeld: Bethel.

Baurain, C., Nader-Grosbois, N. & Dionne, C. (2013). Socio-emotional regulation in children with intellectual disability and typically developing children, and teachers' perceptions of their social adjustment. *Research in Developmental Disabilities, 34* (9), 2774–2787.

Boschloo, L., Reeuwijk, K. G., Schoevers, R. A. & Penninx, B. W. J. H. (2014). The impact of lifestyle factors on the 2-year course of depressive and/or anxiety disorders. *Journal of Affective Disorders, 159,* 73–79.

Brewer, A. T., Strickland-Cohen, K., Dotson, W. & Williams, D. C. (2014). Advance notice for transition-related problem behavior: Practice guidelines. *Behavior Analysis in Practice, 7* (2), 117–125.

Bundesministerium für Arbeit und Soziales (Hrsg.) (2014). Leichte Sprache. Ein Ratgeber. Verfügbar unter: http://www.bmas.de/SharedDocs/Downloads/DE/PDF-Publikationen/a752-ratgeber-leichte-sprache.pdf?__blob=publicationFile [10.04.2016].

Carr, E. G., McLaughlin, D. M., Giacobbe-Grieco, T. & Smith, C. E. (2003). Using mood ratings and mood induction in assessment and intervention for severe problem behavior. *American Journal on Mental Retardation, 108* (1), 32–55.

Chapman, R. A., Shedlack, K. J. & France, J. (2006). Stop-think-relax: An adapted self-control training strategy for individuals with mental retardation and coexisting psychiatric illness. *Cognitive and Behavioral Practice, 13* (3), 205–214.

Chng, J. P. L., Stancliffe, R. J., Wilson, N. J. & Anderson, K. (2012). Engagement in retirement: An evaluation of the effect of active mentoring on engagement of older adults with intellectual disability in mainstream community groups. *Journal of Intellectual Disability Research, 57* (12), 1130–1142.

Cobigo, V., Lachapelle, Y. & Morin, D. (2010). Choice-making in vocational activities planning: Recommendations from job coaches. *Journal of Policy and Practice in Intellectual Disabilities, 7* (4), 245–249.

Cobigo, V., Morin, D. & Lachapelle, Y. (2007). Assessing work task preferences among persons with intellectual disabilities: An integrative review of literature. *Education and Training in Developmental Disabilities, 42* (3), 286–300.

Corcoran, J. R. (1982). Affect Abilities Training – A competency based method for counseling persons with mental retardation. *Journal of Career Education, 8* (4), 301–311.

Crockett, J. L. & Hagopian, L. P. (2006). Prompting procedures as establishing operations for escape-maintained behavior. *Behavioral Interventions, 21* (1), 65–71.

Davies, B. E., Frude, N., Jenkins, R., Hill, C. & Harding, C. (2015). A study examining the relationship between alexithymia and challenging behaviour in adults with intellectual disability [Electronic version]. *Journal of Intellectual Disability Research*. Zugriff am 16.04.2015. Verfügbar unter http://onlinelibrary.wiley.com/doi/10.1111/jir.12186/abstract

Deb, S., Matthews, T., Holt, G. & Bouras, N. (2001). *Practice guidelines for the assessment and diagnosis of mental health problems in adults with intellectual disability.* Brighton: Pavilion.

Demmel, R. (2016). Motivational Interviewing. In J. Bengel & O. Mittag (Hrsg.), *Psychologie in der medizinischen Rehabilitation* (S. 105–114). Berlin: Springer.

Deutsche Gesellschaft für Kinder- und Jugendpsychiatrie, Psychosomatik und Psychotherapie (DGKJP) (2014). S2k Praxisleitlinie Intelligenzminderung. Verfügbar unter: http://www.awmf.org/leitlinien/detail/ll/028-042.html [01.10.2016].

DGPPN, BÄK, KBV, AWMF, AkdÄ, BPtK et al. (Hrsg.) (2015). S3-Leitlinie/Nationale VersorgungsLeitlinie Unipolare Depression – Langfassung (2. Aufl. Version 3). Verfügbar unter: www.depression.versorgungsleitlinien.de; DOI: 10.6101/AZQ/000277 [06.09.2016].

Dodd, K., Joyce, T., Nixon, J., Jennison, J. & Heneage, C. (2011). Improving access to psychological therapies (IAPT): Are they applicable to people with intellectual disabilities? *Advances in Mental Health and Intellectual Disabilities, 5* (2), 29–34.

Duttlinger, C., Ayres, K. M., Bevill-Davis, A. & Douglas, K. H. (2013). The effects of a picture activity schedule for students with intellectual disability to complete a sequence of tasks following verbal directions. *Focus on Autism and Other Developmental Disabilities, 28* (1), 32–43.

Elstner, S., Schade, C. & Diefenbacher, A. S. (Hrsg.) (2012). *DBToP-gB-Manual für die Gruppenarbeit.* Bielefeld: Bethel.

Emck, C., Plouvier, M. & Lee-Snel, M. van der (2012). Body experience in children with intellectual disabilities with and without externalising disorders. *Body, Movement and Dance in Psychotherapy, 7* (4), 263–275.

Esbensen, A. J. & Benson, B. A. (2006). Diathesis-stress and depressed mood among adults with mental retardation. *American Journal on Mental Retardation, 111* (2), 100–112.

Fiasse, C. & Nader-Grosbois, N. (2012). Perceived social acceptance, theory of mind and social adjustment in children with intellectual disabilities. *Research in Developmental Disabilities, 33* (6), 1871–1880.

Fletcher, R., Loschen, E., Stavrakaki, C. & First, M. (2007). Diagnostic manual – intellectual disability (DM-ID): A textbook of diagnosis of mental disorders in persons with intellectual disability. Kingston, NY: NADD Press.

Fox, R. A., Holtz, C. A. & Moist, A. M. (2009). A community-based accommodation program for adults with autism and mental retardation. *Education and Training in Developmental Disabilities, 44* (1), 118–126.

Frey, G. (2004). Comparison of physical activity levels between adults with and without mental retardation. *Journal of Physical Activity and Health, 1,* 235–245.

García-Villamisar, D., Rojahn, J., Zaja, R. H. & Jodra, M. (2010). Facial emotion processing and social adaptation in adults with and without autism spectrum disorder. *Research in Autism Spectrum Disorders, 4* (4), 755–762.

Geisenberger-Samaras, C. (2014). Verhaltenstherapie bei Menschen mit Lern- und geistiger Behinderung. In C. Schanze (Hrsg.), *Psychiatrische Diagnostik und Therapie bei Menschen mit Intelligenzminderung. Ein Arbeits- und Praxisbuch für Ärzte, Psychologen, Heilerziehungspfleger und -pädagogen* (2. Aufl., S. 323–339). Stuttgart: Schattauer.

Haelewyck, M.-C., Bara, M. & Lachapelle, Y. (2005). Facilitating self-determination in adolescents with intellectual disabilities: A curriculum. *Evaluation Review, 29* (5), 490–502.

Hagmann-von Arx, P. & Grob, A. (2014). *Reynolds Intellectual Assessment Scales and Screening. Deutschsprachige Adaptation der Reynolds Intellectual Assessment Scales (RIAS) & des Reynolds Intellectual Screening Test (RIST) von Cecil R. Reynolds und Randy W. Kamphaus.* Manual. Bern: Huber.

Hagopian, L. P., Bruzek, J. L., Bowman, L. G., Jennett, H. K. & Smith, R. G. (2007). Assessment and treatment of problem behavior occasioned by interruption of free-operant behavior. *Journal of Applied Behavior Analysis, 40* (1), 89–103.

Hassiotis, A., Serfaty, M., Azam, K., Strydom, A., Martin, S., Parkes, C. et al. (2011). Cognitive behaviour therapy (CBT) for anxiety and depression in adults with mild intellectual disabilities (ID): A pilot randomised controlled trial. *Trials, 12* (1), 95–101.

Hebblethwaite, A., Jahoda, A. & Dagnan, D. (2011). Talking about real-life events: An investigation into the ability of people with intellectual disabilities to make links between their beliefs and emotions within dialogue. *Journal of Applied Research in Intellectual Disabilities, 24* (6), 543–553.

Hensle, U. & Vernooij, M. A. (2000). *Einführung in die Arbeit mit behinderten Menschen I. Theoretische Grundlagen* (6. Aufl.). Stuttgart: UTB.

Hinckson, E. A. & Curtis, A. (2013). Measuring physical activity in children and youth living with intellectual disabilities: A systematic review. *Research in Developmental Disabilities, 34* (1), 72–86.

Hoekman, J., Miedema, A., Otten, B. & Gielen, J. (2012). *Skala zur Einschätzung des Sozial-Emotionalen Entwicklungs-Niveaus SEN.* Leiden: PITS.

Holwerda, A., Klink, J. J. van der, Boer, M. R. de, Groothoff, J. W. & Brouwer, S. (2013). Predictors of work participation of young adults with mild intellectual disabilities. *Research in Developmental Disabilities, 34* (6), 1982–1990.

Hurley, A. D., Tomasulo, D. J. & Pfadt, A. G. (1998). Individual and group psychotherapy approaches for persons with mental retardation and developmental disabilities. *Journal of Developmental and Physical Disabilities, 10* (4), 365–386.

Kanfer, F. H., Reinecker, H. & Schmelzer, D. (2005). *Selbstmanagement-Therapie: Ein Lehrbuch für die klinische Praxis* (4. Aufl.), Heidelberg: Springer.

Kempermann, U., Henke, M., Sasse, J. & Bauer, M. (2008). Rückfallprophylaxe bei Depression. *Psychiatrie und Psychotherapie, up2date, 2,* 73–87.

Koyama, T. & Wang, H.-T. (2011). Use of activity schedule to promote independent performance of individuals with autism and other intellectual disabilities: A review. *Research in Developmental Disabilities, 32* (6), 2235–2242.

Landespsychotherapeutenkammer Baden-Württemberg, Arbeitskreis »Psychotherapie für Menschen mit geistiger Behinderung« [LPK-BW] (Hrsg.) (2014). *Psychotherapie für Menschen mit geistiger Behinderung, Fragen & Antworten für interessierte Psychotherapeutinnen und Psychotherapeuten.* Zugriff am 30.03.2015. Verfügbar unter http://www.lpk-bw.de/archiv/news2014/pdf/20141219_psychotherapie_menschen_mit_geistiger_behinderung_fragen_und_antworten.pdf

Lee, J. S. & Hartmann-Kottek, L. (2011). Gestalttherapie bei Depressionen Jugendlicher. Ein Behandlungs- und Präventionsprogramm. *Gestalttherapie, 25* (1), 105–107.

Lee, J. S. (2007). *Gestalttherapie zur Prävention von Depression: Ein Programm zur Gestaltgruppenarbeit mit kreativen Medien für Jugendliche in der Schule.* Dissertation, Georg-August-Universität Göttingen. Zugriff am 20.04.2015. Verfügbar unter https://ediss.uni-goettingen.de/handle/11858/00-1735-0000-0006-B630-6

Levitas, A. & Gilson, S. F. (2001). Predictable crises in the lives of people with mental retardation. *Mental Health Aspects of Developmental Disabilities, 4* (3), 89–100.

Limberg, C. (2015). *Intelligenzdiagnostik bei Menschen mit Intelligenzminderung.* Unveröffentlichte Bachelorarbeit, Albert-Ludwigs-Universität, Freiburg.

MacMahon, P. & Jahoda, A. (2008). Social comparison and depression: People with mild and moderate intellectual disabilities. *American Journal on Mental Retardation, 113* (4), 307–318.

Maïano, C., Ninot, G., Bruant, G. & Bilard, J. (2002). Effects of alternated basketball competition on perceived competence in adolescents with intellectual disabilities over a period of 13 months: A research note. *International Journal of Disability, Development and Education, 49* (4), 413–420.

Marks, B., Sisirak, J. & Chang, Y.-C. (2013). Efficacy of the HealthMatters program train-the-trainer model. *Journal of Applied Research in Intellectual Disabilities, 26* (4), 319–334.

McGillivray, J. A. & McCabe, M. P. (2010). Detecting and treating depression in people with mild intellectual disability: The views of key stakeholders. *British Journal of Learning Disabilities, 38* (1), 68–76.

McKnight, T. J. & Kearney, C. A. (2001). Staff training regarding choice availability for persons with mental retardation: A preliminary analysis. *Journal of Developmental and Physical Disabilities, 13* (1), 1–10.

Meinert, T. & Wilking, E. (2014). Affektive Störungen (F3). In C. Schanze (Hrsg.), *Psychiatrische Diagnostik und Therapie bei Menschen mit Intelligenzminderung. Ein Arbeits- und Praxisbuch für Ärzte, Psychologen, Heilerziehungspfleger und -pädagogen* (2. Aufl., S. 117–128). Stuttgart: Schattauer.

Melchers, P. & Melchers, M. (2015). *KABC-II. Kaufman Assessment Battery for Children – II.* Frankfurt, M.: Pearson Assessment.

Mesibov, G. B., Shea, V., & Schopler, E. (2005). *The TEACCH approach to autism spectrum disorders.* New York: Springer.

Millar, D. S. (2013). Guardianship alternatives: Their use affirms self-determination of individuals with intellectual disabilities. *Education and Training in Autism and Developmental Disabilities, 48* (3), 291–305.

Morin, D., Cobigo, V., Rivard, M. & Lépine, M. (2010). Intellectual disabilities and depression: How to adapt psychological assessment and intervention. *Canadian Psychology, 51* (3), 185–193.

Nader-Grosbois, N., Houssa, M. & Mazzone, S. (2013). How could theory of mind contribute to the differentiation of social adjustment profiles of children with externalizing behavior disorders and children with intellectual disabilities? *Research in Developmental Disabilities, 34* (9), 2642–2660.

Ninot, G., Bilard, J. & Delignieres, D. (2005). Effects of integrated or segregated sport participation on the physical self for adolescents with intellectual disabilities. *Journal of Intellectual Disability Research, 49* (9), 682–689.

Ninot, G., Bilard, J., Delignières, D. & Sokolowski, M. (2000). Effects of integrated sport participation on perceived competence for adolescents with mental retardation. *Adapted Physical Activity Quarterly, 17* (2), 208–221.

Pasterfield, M., Bailey, D., Hems, D., McMillan, D., Richards, D. & Gilbody, S. (2014). Adapting manualized behavioural activation treatment for older adults with depression. *The Cognitive BehaviourTherapist, 7*, e5. Zugriff am 20.05.2014. Verfügbar unter http://journals.cambridge.org/action/displayAbstract?fromPage=online&aid=9269530&fileId=S1754470X14000038

Perske, R. (2004). Nirje's Eight Planks. *Mental Retardation, 42* (2), 147–150.

Peterander, F., Strasser, E., Städler, T. & Kahabka, T. (2009). Werdenfelser Testbatterie zur Messung kognitiv-intellektueller Fähigkeiten bei Menschen mit Behinderungen (WTB). Göttingen: Hogrefe.

Petermann, F. & Petermann, U. (Hrsg.) (2010). *HAWIK-IV* (3. erweiterte Aufl.). Bern: Huber.

Petermann, F. & Petermann, U. (Hrsg.) (2012). *Wechsler Adult Intelligence Scale – IV: Manual (WAIS-IV).* Frankfurt, M.: Pearson Assessment.

Peterson, J. J., Peterson, N. A., Lowe, J. B. & Nothwehr, F. K. (2009). Promoting leisure physical activity participation among adults with intellectual disabilities: Validation of self-efficacy and social support scales. *Journal of Applied Research in Intellectual Disabilities, 22* (5), 487–497.

Prochaska, J. O., & DiClemente, C. C. (1986). Toward a comprehensive model of change. In W. R. Miller & N. Heather (Eds.), *Treating addictive behaviors: Processes of change* (pp. 3–27). New York, NY: Plenum Press.

Qian, X., Tichá, R., Larson, S. A., Stancliffe, R. J. & Wuorio, A. (2015). The impact of individual and organisational factors on engagement of individuals with intellectual disability living in community group homes: A multilevel model. *Journal of Intellectual Disability Research, 59* (6), 493–505.

Rey, L., Extremera, N., Durán, A. & Ortiz-Tallo, M. (2013). Subjective quality of life of people with intellectual disabilities: The role of emotional competence on their subjective well-being. *Journal of Applied Research in Intellectual Disabilities, 26* (2), 146–156.

Riches, V. C., Harman, A. D., Keen, D., Pennell, D., Harley, J. H. & Walker, M. (2011). Transforming staff practice through active support. *Journal of Intellectual and Developmental Disability, 36* (3), 156–166.
Robertson, B. (2011). The adaptation and application of mindfulness-based psychotherapeutic practices for individuals with intellectual disabilities. *Advances in Mental Health and Intellectual Disabilities, 5* (5), 46–52.
Royal College of Psychiatrists (2001). *DC-LD (Diagnostic criteria for psychiatric disorders for use with adults with learning disabilities/mental retardation).* London: Gaskell, Royal College of Psychiatrists.
Ryan, R. M., & Deci, E. L. (2000). Self-determination theory and the facilitation of intrinsic motivation, social development, and well-being. *American Psychologist, 55* (1), 68–78.

Salmento, M. & Bambara, L. M. (2000). Teaching staff members to provide choice opportunities for adults with multiple disabilities. *Journal of Positive Behavior Interventions, 2* (1), 12–21.
Sams, K., Collins, S. & Reynolds, S. (2006). Cognitive therapy abilities in people with learning disabilities. *Journal of Applied Research in Intellectual Disabilities, 19* (1), 25–33.
Sappok, T., Voß, T., Millauer, E., Schade, C. & Diefenbacher, A. (2010). Psychotherapie bei Menschen mit Intelligenzminderung. Theoretischer Hintergrund und praktische Umsetzung. *Der Nervenarzt, 81* (7), 827–836.
Scheur, L. (2002). Transfer of training in the use of activity-schedules by adults with cerebral palsy and mental retardation to promote independent engagement in daily activities. *Dissertation Abstracts International, 63* (3-B), 1552.
Schmidt, H. & Meir, S. (2014). Strukturelle und methodologische Besonderheiten in der Diagnostik bei geistig Behinderten. In C. Schanze (Hrsg.), *Psychiatrische Diagnostik und Therapie bei Menschen mit Intelligenzminderung. Ein Arbeits- und Praxisbuch für Ärzte, Psychologen, Heilerziehungspfleger und -pädagogen* (2. Aufl., S. 30–33). Stuttgart: Schattauer.
Schulte-Körne, G. (2014). Psychische Störungen bei Intelligenzminderung. In D. Reinhardt (Hrsg.), *Therapie der Krankheiten im Kindes- und Jugendalter* (9. Aufl., S. 1301–1304). Berlin: Springer.
Senckel, B. (2003). Entwicklungspsychologische Aspekte bei Menschen mit geistiger Behinderung. In D. Irblich & B. Stahl (Hrsg.), *Menschen mit geistiger Behinderung. Psychologische Grundlagen, Konzepte und Tätigkeitsfelder* (S. 71–147). Göttingen: Hogrefe.
Silber, F. (2008). Separation, farewell, departure, loss, and death explained with classical music to young adults with severe disabilities. *Journal on Developmental Disabilities, 14* (3), 62–73.
Singh, N. N., Wahler, R. G., Adkins, A. D. & Myers, R. E. (2003). Soles of the feet: A mindfulness-based self-control intervention for aggression by an individual with mild mental retardation and mental illness. *Research in Developmental Disabilities, 24* (3), 158–169.
Smiley, E. & Cooper, S. A. (2003). Intellectual disabilities, depressive episode, diagnostic criteria and diagnostic criteria for psychiatric disorders for use with adults with learning disabilities/mental retardation (DC-LD). *Journal of Intellectual Disability Research, 47* (Suppl. 1), 62–71.
Stahl, B. (2003). Psychotherapie und psychologische Beratung geistig behinderter Menschen. In D. Irblich & B. Stahl (Hrsg.), *Menschen mit geistiger Behinderung. Psychologische Grundlagen, Konzepte und Tätigkeitsfelder* (S. 591–645). Göttingen: Hogrefe.
Stancliffe, R. J. (2001). Living with support in the community: Predictors of choice and self-determination. *Mental Retardation and Developmental Disabilities Research Reviews, 7* (2), 91–98.
Stancliffe, R. J., McVilly, K. R., Radler, G., Mountford, L. & Tomaszewski, P. (2010). Active support, participation and depression. *Journal of Applied Research in Intellectual Disabilities, 23* (4), 312–321.
Suet Ying Chan, A. (2014). Psychosocial and physical activity behaviour among adults with intellectual disabilities in Hong Kong. *Advances in Mental Health and Intellectual Disabilities, 8* (2), 138–146.

Wehmeyer, M. L. & Schwartz, M. (1998). The relationship between self-determination and quality of life for adults with mental retardation. *Education and Training in Developmental Disabilities, 33* (1), 3–12.
Wehmeyer, M. L., Palmer, S. B., Shogren, K., Williams-Diehm, K. & Soukup, J. H. (2012). Establishing a causal relationship between intervention to promote self-determination and enhanced student self-determination. *The Journal of Special Education, 46* (4), 195–210.

Wennberg, B. & Kjellberg, A. (2010). Participation when using cognitive assistive devices – from the perspective of people with intellectual disabilities. *Occupational Therapy International, 17* (4), 168–176.
Whitehouse, R. M., Tudway, J. A., Look, R. & Kroese, B. S. (2006). Adapting individual psychotherapy for adults with intellectual disabilities: A comparative review of the cognitive behavioural and psychodynamic literature. *Journal of Applied Research in Intellectual Disabilities, 19* (1), 55–65.
Wong, P. K. S. & Wong, D. F. K. (2008). Enhancing staff attitudes, knowledge and skills in supporting the self-determination of adults with intellectual disability in residential settings in Hong Kong: A pretest–posttest comparison group design. *Journal of Intellectual Disability Research, 52* (3), 230–243.
Wood, P. M. & Kroese, B. S. (2007). Enhancing the emotion recognition skills of individuals with learning disabilities: A review of the literature. *Journal of Applied Research in Intellectual Disabilities, 20* (6), 576–579.